Personenorientierte Maltherapie

Personenorientierte Maltherapie

Bettina Egger, Urs Hartmann

Bettina Egger
Urs Hartmann

Personenorientierte Maltherapie

Wie der Malprozess Gedanken und Gefühle klären kann

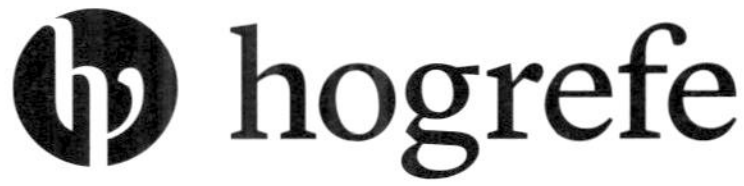

Dr. Bettina Egger
IHK Institut für Humanistische Kunsttherapie AG
Feldeggstrasse 21
8008 Zürich
Schweiz
be@bettinaegger.ch

Urs Hartmann
IHK Institut für Humanistische Kunsttherapie AG
Feldeggstrasse 21
8008 Zürich
Schweiz
urshartmann@kunsttherapie.ch

Bibliografische Information der Deutschen Nationalbibliothek
Die Deutsche Nationalbibliothek verzeichnet diese Publikation in der Deutschen Nationalbibliografie; detaillierte bibliografische Daten sind im Internet über http://www.dnb.de abrufbar.

Verantwortliche Person in der EU: Hogrefe Verlag GmbH & Co. KG,
Merkelstraße 3, 37085 Göttingen, info@hogrefe.de

Anregungen und Zuschriften bitte an den Hersteller:
Hogrefe AG
Lektorat Psychologie
Länggass-Strasse 76
3000 Bern 9
Schweiz
Tel: +41 31 300 45 00
E-Mail: verlag@hogrefe.ch
Internet: http://www.hogrefe.ch

Lektorat: Dr. Susanne Lauri
Bearbeitung: Edeltraud Schönfeldt, Berlin
Herstellung: René Tschirren
Umschlag: Claude Borer, Riehen
Umschlagfoto Bettina Egger: Nico Wick
Satz: Claudia Wild, Konstanz
Druck und buchbinderische Verarbeitung: AZ Druck und Datentechnik, Kempten
Printed in Germany

1. Nachdruck 2025 der 1. Auflage 2017

(E-Book-ISBN_PDF 978-3-456-95580-3)
ISBN 978-3-456-85580-6
http://doi.org/10.1024/85580-000

Inhalt

1 Was Personenorientierte Maltherapie bedeutet

„Ich kann nicht malen“

Die meisten Erwachsenen sind überzeugt, dass sie nicht malen können, und lassen es sein. „Maltherapie!? – Ich kann nicht malen!“ Malen ist mit der Vorstellung verbunden, es können zu müssen. Schon als sie noch Kinder waren, hat man ihnen gesagt: „Das ist aber schön – was soll das sein?“

Malen, zeichnen ist eine uns allen innewohnende Tätigkeit. Bilder malen gehört zu den tief verankerten menschlichen Ausdrucksformen wie singen, tanzen und sprechen. Das Bedürfnis danach ist da. Man ahnt es, man sucht in einer Krise neue Wege, weil alles andere bisher nicht weitergeholfen hat. „Eigentlich habe ich als Kind gerne gemalt. Vielleicht wäre das doch etwas, was mir weiterhelfen könnte.“

In unserem Malatelier heißt „malen“ pastose, leuchtende Farbe mit den Händen auf Papier auftragen. Neugierig beobachten, was dabei geschieht. Genießen. Es heißt, begleitet werden bei jedem Schritt, unterstützt werden, wenn man Neues wagt, und gehört werden, wenn die Verzweiflung ausbricht. Malen heißt malen, es heißt nicht sich vorstellen, wie ein Bild aussehen müsste, und das dann möglichst genau abmalen. Malen heißt über sich hinauswachsen, Risiken eingehen, mutig Dinge sichtbar machen, die man vorher so noch nicht wusste.

Wenn einmal die aufgebaute Hemmung zu malen aufgelöst ist, und das geht schnell und leicht, beginnt das nicht mehr endende Abenteuer, sich dem zu stellen, was man noch nicht weiß. Die Bilder entstehen nicht mehr leicht-fertig, sondern langsam. Die Aufmerksamkeit ist hauptsächlich beim Bild, die Augen erfassen, was man malt. Gleichzeitig verstummen langsam die inneren kritischen Stimmen und verschwinden.

Dann entstehen Bilder, die überraschen, Neues vermitteln und berühren. Nicht in erster Linie geht es dabei um Gefühle, die allerdings kompetent, schonend und sorgfältig bearbeitet werden. Es geht darum, zu lernen, auf diese Gefühle nicht unmittelbar zu reagieren und sie nicht mit ungeeigneten Maßnahmen ruhigzustellen. Es geht darum, klar zu sehen und mitfühlend auf die Umstände zu reagieren, die verändert sein wollen – mitfühlend nicht nur mit anderen, sondern auch mit sich selbst. Um diesen Vorgang verständlicher zu machen, haben wir dieses Buch geschrieben.

Niemand weiß, *was* malen, denn was man malt, kommt nicht vom Wissen, es kommt durch die Hintertür. Malen heißt, mit Farbe an den Fingern über ein Papier streichen. Es heißt nicht, ein Wunderwerk der Kunst schaffen, obwohl es jedes Mal ein Wunder ist.

1.1 Das Bild selber und die Art und Weise seiner Entstehung sind die Lehrer der Malenden

Malen und begleitet werden

Probleme haben wir immer dann, wenn wir die Welt oder uns selber nicht mehr verstehen. Dann brauchen wir Unterstützung von außen, damit wir eine neue Perspektive auf die Sache finden und auf diese Weise auch die Lösung. Diese Unterstützung kann uns eine Freundin, der Partner, ein Therapeut geben. In der Personenorientierten Maltherapie wird auch das Bild als ein eigenständiges Gegenüber ernst genommen, auch das Bild kann uns Neues zeigen. Es fordert uns heraus, es zeigt uns die Welt von einer anderen Seite.

Um uns entwickeln zu können, müssen wir Neues annehmen, uns einlassen auf das, was wir noch nicht wissen. In der Personenorientierten Maltherapie vertrauen wir darauf, dass das, was wir nicht wissen, das ist, was helfen kann und sich mittels Malen im Bild manifestiert.

Es ist nicht ganz leicht, Bilder so zu malen, dass Raum für das Neue entsteht. Das muss man lernen, denn Neues wird oft als falsch empfunden und macht Angst. Das Bedürfnis, zu verstehen und zu wissen, ist groß, und daher wird das Bild auf dem Entstehungsweg ständig kommentiert, kritisiert und interpretiert. Wir sollen das Bild aber nicht erklären, wir dürfen es nicht erklären. Nur so findet das Unfassbare den Weg zur Lösung, und wir, die Maltherapeutinnen und -therapeuten, beobachten und begleiten diesen Vorgang.

Weder die Malenden noch wir Maltherapeutinnen und -therapeuten wissen, wohin es geht, aber wir erkennen Merkmale, die einen Weg erahnen lassen, und helfen den Malenden, auf diesem unbekannten Pfad zu bleiben. Das geht ähnlich vor wie in der Geschichte von Milton Erickson[1].

---

1 Sydney Rosen: *Die Lehrgeschichten von Milton H. Erickson*. Salzhausen: iskopress, 2015, S. 50.

Das durchgegangene Pferd

Milton Erickson erzählte die Geschichte von einem Pferd, das sich auf den Hof seiner Familie verirrte, als er ein junger Mann war. Das Pferd hatte kein Brandzeichen. Erickson bot an, das Pferd den Besitzern zurückzubringen. Zu diesem Zweck stieg er einfach auf das Pferd, führte es zurück auf die Straße und überließ dann dem Pferd die Entscheidung, den Weg zu wählen. Er griff nur ein, wenn das Pferd die Straße verließ, um zu grasen oder um auf ein Feld zu gehen. Als das Pferd schließlich nach mehreren Meilen auf dem Hof eines Nachbarn ankam, fragte dieser: „Woher wusstest du, dass dies unser Pferd ist?“

Erickson sagte: „Ich wusste es nicht, aber das Pferd wusste es. Ich habe nur dafür gesorgt, dass es auf der Straße blieb.“

1.2 Die Methode der Personenorientierten Maltherapie

Die Personenorientierte Maltherapie ist eine spezifische Methode, in der nicht nur die Malenden und die Maltherapeutin, der Maltherapeut als Dialogpartner arbeiten, auch das Bild wird als eigenständiger Dialogpartner miteinbezogen. Das heißt, das Bild kann eine „eigene Meinung“ haben. Die maltherapeutische Arbeit findet während des Malens statt. Während das Bild entsteht, gelangen wir zu neuen Erkenntnissen, Einsichten, Gefühlen, die eine neue Haltung dem Leben gegenüber bewirken. Die Maltherapeutin, der Maltherapeut nimmt auch am Geschehen auf dem Bild teil, ebenso wie am inneren Geschehen, dem eigenen und dem der Malenden.

Wir gehen davon aus, dass wir durch die Gemeinsamkeit des Menschseins auch das verstehen können, was nicht in Worte gefasst wird. So sind wir partizipierende Betrachter: „Die Biologie des Anteils der Betrachter beruht demzufolge letztlich auf unserem sozialen Gehirn, das unser perzeptuelles, emotionales und empathisches System umfasst.“[2] Was immer wir sehen, hören oder spüren, wird allerdings nicht den Malenden übergestülpt, sondern diese Wahrnehmungen sind Anlass für offene Fragen. So kommt das Neue ins Spiel.

2 Eric Kandel: *Das Zeitalter der Erkenntnis*. München: Siedler, 2012, S. 466.

Erinnerung und Voraussicht

Erinnerungen sind das, was wir gelernt haben. Voraussicht ist, das Gelernte in Lebenspläne umzusetzen. Wir haben gelernt, Unangenehmes zu vermeiden und Angenehmes zu begehren. So wollen wir auch schöne und angenehme Bilder malen.

Unser Gehirn ist zum größten Teil von innen, also von unseren Erinnerungen gesteuert. Lediglich ein kleiner Teil unserer Informationen beziehen wir über Reize von außen. Wir erleben die Welt also durch den Filter unserer Erinnerungen. Nicht alle Erinnerungen sind gleich stark. Nur ein Bruchteil unserer Erinnerungen ist uns zugänglich, und auch diese halten sich, zum Glück, im Hintergrund. Wenn gleiche Tatsachen sich wiederholen, verstärken sich die Erinnerungen; das nennen wir „lernen". So gibt es eine Menge von Erinnerungen, die ständig zur Verfügung stehen und uns alltagstauglich machen. Dass es nur Erinnerungen sind, merken wir spätestens im Alter, wenn kurzzeitig Gelerntes uns nicht mehr unmittelbar verfügbar ist.

Erinnerungen sind also die Grundlage unserer Voraussicht und damit unserer Entscheidungen.

Aber können wir uns frei entscheiden? Unsere Reaktionen sind automatische Prozesse, nur wenige sind bewusst! Abgesehen von vielen biologischen sind auch psychische Prozesse eher automatisch als bewusst. Häufig stoßen tiefliegende, vergessene Erinnerungen über Gefühle automatische Reaktionen an, die wir oft nicht verstehen oder gar bereuen.

Die wichtigste Eigenschaft unseres Gehirns, die Plastizität, die uns erlaubt, bis ins hohe Alter zu lernen, hat, wie alles, Nebenwirkungen. Jedes Mal, wenn eine Erinnerung aufgerufen wird, wird sie instabil, wird sie empfänglich für Veränderung. Das heißt, unsere Erinnerungen entsprechen nur noch grobmaschig oder kaum mehr den Tatsachen der Vergangenheit, neue Erfahrungen von angenehm / unangenehm verändern sie ständig.[3]

Unsere Erinnerungen stimmen also meistens nicht, sind oft unangenehm und kaum bewusst zugänglich. Wenn wir malen, ist es wahrscheinlich, dass unbewusste, unangenehme Erinnerungen angestoßen und im Bild sichtbar werden. Das Bild sieht dann unangenehm aus, die Farbe ist falsch, die Form gelingt nicht, das Bild kommt nicht so heraus wie vorgesehen. Hier setzt die Wirkung der Personenorientierten Maltherapie ein. Wenn wir so ein unangenehmes Bild in Ruhe lassen, das, was uns fremd und neu und damit unangenehm ist, nicht verändern, sondern ruhig und langsam weitermalen, bis das Bild fertig ist, überzeugen wir das Gehirn, dass im Zusammenhang mit dieser unbewussten Erinnerung keine Gefahr besteht. Dadurch ermöglichen wir es dem Gehirn, die Erinnerung unter „unschädlich" abzulegen. Das Bild ist die letzte Version der Erinnerung, und weil diese Erinnerung nun angenehm ist, werden wir offen für neue, mutige Entscheidungen.

Es braucht Orientierung
Die Malenden im Atelier haben die Orientierung in Bezug auf ihr Anliegen verloren. Es gelingt ihnen einfach nicht, eine Lösung zu finden oder sich so zu verhalten, wie sie es eigentlich möchten. Umso wichtiger ist es, dass die Maltherapeutinnen und -therapeuten eine klare Orientierung in Bezug auf die maltherapeutische Arbeit haben, die in der Methode verankert ist. Im Malen des Bildes spiegelt sich das Verhalten der Malenden, und durch die klare Methode können die Maltherapeutinnen und -therapeuten das alte Verhalten erkennen und neue Wege aufzeigen.

Wertvorstellungen
Ein Wertesystem ist an seine Zeit gebunden. Es ist kulturell, politisch, religiös, familiär geprägt. Ein Wertesystem bestimmt, was schön und was hässlich, was gut und was schlecht ist. Kinder müssen im Heranwachsen die Werte ihrer Umgebung lernen. Diese Werte erleichtern das Zusammenleben.

Die Gefahr besteht allerdings, dass die Werte mit der Zeit zu einem unbewussten Korsett werden, das den Lebensspielraum einengt, auch da, wo es nicht nötig wäre, zum Beispiel beim Malen. Ein Wertesystem soll ein Ideal und nicht ein Ziel sein. Ein Ziel ist erreichbar: Muskeln kann man trainieren, eine Sprache lernen. Ein Ideal dagegen – immer guten Mutes sein, grazil und leicht durchs Leben gehen, keine Fehler machen – kann man nur anstreben. Viele Malende verwechseln beides und meinen, nur wenn sie das Ideal erreicht hätten, wären sie gut genug, würden sie geliebt. Typischerweise wird die Latte „gut genug sein" höher gelegt, kaum ist ein besseres Niveau erreicht. „Gut genug sein" ist daher unerreichbar.

Ein Wertesystem wird durch Vergleiche aufrechterhalten. „Die ist schöner, schlanker, intelligenter, reicher; er hat eine Familie, ein tolles Auto ..." Dabei vergisst man, dass man alle diese so bewundernswerten Eigenschaften und Lebenssituationen nicht bei einer einzelnen Person beobachtet, sondern bei vielen verschiedenen. Auch sieht man beim anderen nur den äußeren Schein und nicht die innere Wirklichkeit; aber das trübt die Kritik an sich selber nicht. So zimmert man sich ein Wunschverhalten, das man nie erreichen kann. Die eigene innerlich wahrgenommene Wirklichkeit sieht anders aus.

In der Personenorientierten Maltherapie lernen wir die eigene innere Wirklichkeit anerkennen, unsere Einzigartigkeit schätzen und unsere Frustrationstoleranz erhöhen.

3 David Eagleman: *The Brain*. New York: Pantheon Books, 2015 S. 50.

Einzigartigkeit

Jeder Mensch ist einzigartig, unvergleichlich. Und jeder Mensch ist auch gleich wie jeder andere. Diese Tatsache schafft oft Verwirrung. Einzigartigkeit wird mit Individualität auf die gleiche Stufe gestellt, und von Individualität wird ein Anrecht auf die Erfüllung von individuellen Bedürfnissen und Ansprüchen abgeleitet. Sogar der Begriff „Freiheit“ gehört in dieses Kuddelmuddel.

Beim Malen ist diese Verwechslung oft zu spüren. Der Gedanke, dass die oder der Malende beim Malen nicht alles bestimmt, dass Malen nicht Ausdruck ist, ist noch sehr fremd. Malen ist eine hingebungsvolle Tätigkeit, Hingabe an die Einzigartigkeit, es ist in seiner Essenz das Entdecken der eigenen Einzigartigkeit. Weil diese Einzigartigkeit nichts mit Mode zu tun hat, weil sie hinter Bedürfnissen und Wünschen verborgen liegt, gilt es, dem zu folgen, was während des Malens entsteht, und Wünsche und Vorstellungen für kurze Zeit zu vergessen.

Personenorientierte Maltherapie ist Forschung.

Daniela schrieb zu ihrem Bild:
„Ich habe mit Hellgrün angefangen und dann einen dunkelgrünen Kreis um die hellgrüne Kugel gemalt.

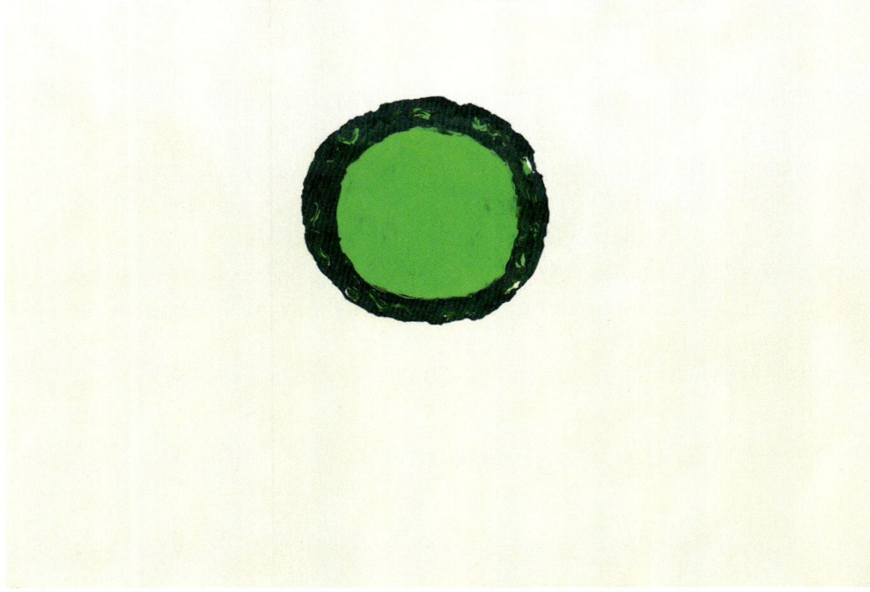

Als ich dann im dunkelgrünen Kreis helle Flecken malte und im hellen dunkle Flecken, intervenierte die Maltherapeutin und fragte, ob es diese Flecken auch brauche.

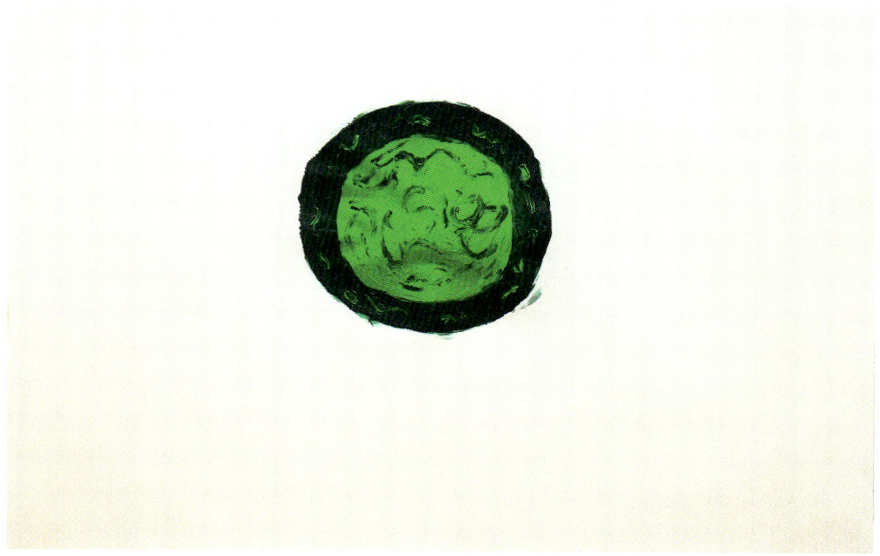

Für mich war das schwer zu verstehen, da es ja mein Bild war und ich so noch nie zuvor gemalt hatte. Aber ich sah, nein, es brauchte sie nicht. Aber was sollte dieser grüne Kreis?

Ich malte einen Stamm. Die Maltherapeutin fragte mich, ob es denn wirklich ein Baum sei, ob ich denn wirklich einen Baum malen möchte. Ich wollte keinen Baum malen.

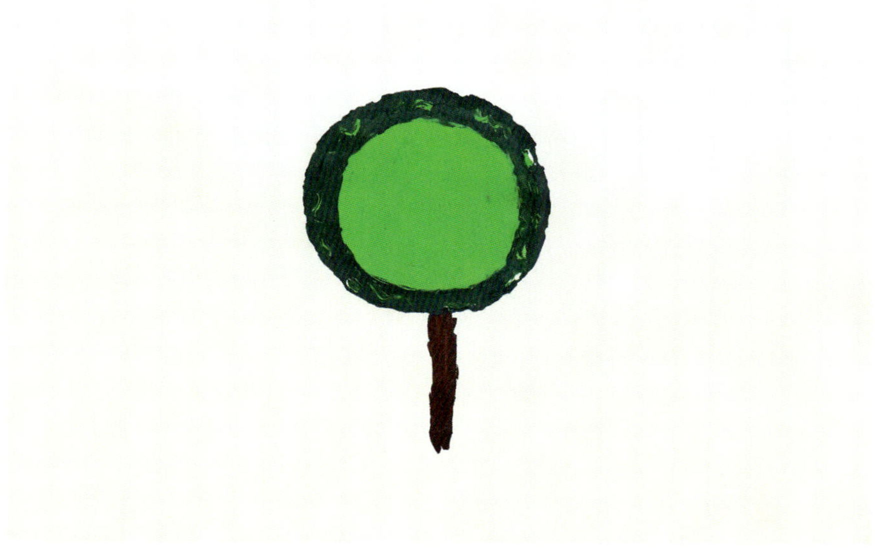

Langsam malte ich mit Blau und tastete ich mich weiter vor. Als der Stamm ganz übermalt war, war ich unsicher. ‚Was kommt jetzt?‘

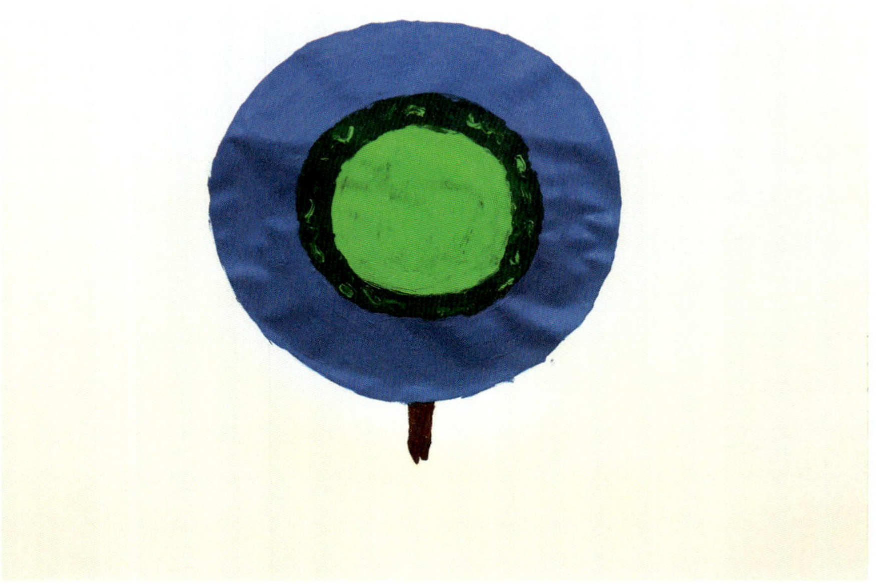

Ich wählte Dunkelblau, war aber sehr unsicher, ob das richtig war …

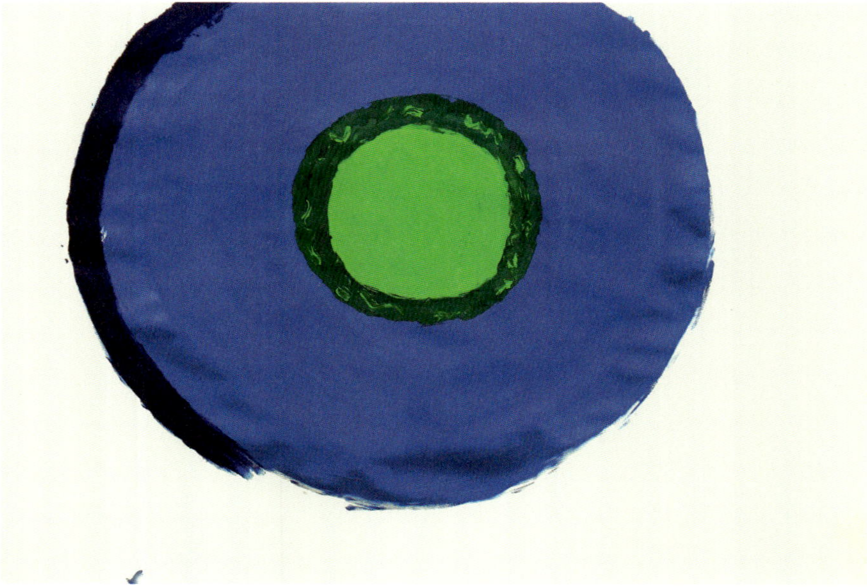

Für mich war das nicht einfach. Ich wollte ja etwas Gutes, etwas Schönes machen! Etwas, was auch den anderen gefällt. (Etwas, das bestehen kann in der Welt.)
Ich fühlte mich unterstützt durch die Frage: ‚Was braucht das Bild?' Und ich kam zum Schluss: ‚Das Bild braucht nur Blau.' So blieb ich bei Blau.

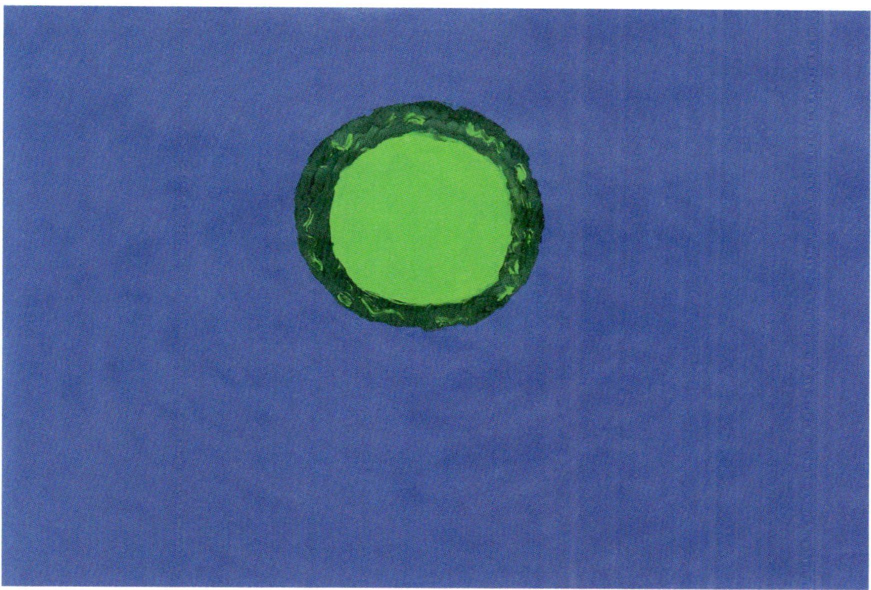

Die Botschaft des Bildes für mich war: ‚Das längt!' [Das reicht!] Das Bild gefällt mir in seiner einfachen Art.
Und das hat mich sehr bewegt.
Ich reiche auch, so wie ich bin!
Es muss nicht immer noch mehr sein. Ich muss nicht immer etwas leisten.
Ich kann auch mal einfach nur sein.
Das hat mich seither immer begleitet. Ich habe mein Bild aufgehängt, und es erinnert mich immer wieder daran: Es ist gut so, wie es ist. Ich bin gut so, wie ich bin."

2 Unsere Grundeinstellungen

Immer wieder äußern die Malenden in der Personenorientierten Maltherapie Sätze wie: „Es ist wie nach Hause gekommen zu sein" oder „Ich konnte schon lange nicht mehr so sehr ich selber sein". Häufig sind die Malenden tief berührt von ihren Bildern. Was passiert in diesem Augenblick? Wie kommt dies zustande? Wir möchten unsere Grundhaltungen und Vorannahmen aufzeigen, mit denen wir uns diesen Vorgängen nähern.

Die Grundeinstellungen eines Menschen bilden seine innere Haltung dem Leben gegenüber. Sie bestimmen die Richtung unserer Wahrnehmung und die Wahl unserer Reaktion. Wir unterscheiden folgende Grundeinstellungen, die unseren Fokus gegenüber den Malenden, den Bildern und den maltherapeutischen Prozessen bestimmen:

- Jeder Mensch hat Qualitäten.
- Normalität tut dem Bild und damit auch der oder dem Malenden wohl.
- Bilder sind unpersönlich.
- Angst ist ein zentrales Gefühl.

2.1 Qualitäten

In der Personenorientierten Maltherapie arbeiten wir mit Qualitäten[4], nicht mit Problemen. Wenn wir den Fokus auf ein Problem richten, verstärkt sich das Problem; wenn wir den Fokus auf die Qualitäten richten, heben sich die Qualitäten mehr hervor. Dieser Ansatz ist vergleichbar mit dem Unterstützen des Immunsystems (Fokus auf die Qualitäten), anstatt den Schnupfen zu unterdrücken (Fokus auf das Problem). In beiden Fällen braucht es etwas Zeit und Ausdauer, bis das Immunsystem bzw. die Qualität sich deutlich erkennbar auswirkt.

Qualitäten unterscheiden sich von Ressourcen, Stärken und Fähigkeiten dadurch, dass sie sich im Gegensatz zu diesen nicht erlernen, erwerben, erarbeiten oder verbessern lassen. Wir werden mit unseren Qualitäten geboren, ungefähr so, wie wir mit unserer Haarfarbe geboren werden. Wir können nichts für

4 Vgl. Manuel Schoch: *Dein wahres Potenzial.* Aarau: AT Verlag, 2006, S. 84.

oder gegen unsere Qualitäten unternehmen, sie sind uns zugehörig, und sie sind das, was uns im Kern ausmacht. Qualitäten sind zum Beispiel: Warmherzigkeit, Mitgefühl, Kreativität, Humor, Bescheidenheit – alles das, was einen Menschen liebenswert macht. Menschen sind grundsätzlich liebenswert! Qualitäten sind nicht von unserer Herkunft, unserer Erziehung oder unserem Schicksal abhängig. Wir haben sie immer und jederzeit zur Verfügung und fühlen uns glücklich, wenn wir mit ihnen in Kontakt sind und sie zum Ausdruck bringen dürfen. Dann fühlen wir uns bei uns angekommen.

Wie verlieren wir den Kontakt zu unseren Qualitäten?
Um zu überleben, sind kleine Kinder von ihrer Umgebung abhängig. Als Kleinkinder unternehmen wir alles Erdenkliche, damit man uns füttert, kleidet und beschützt. Dies ist anfangs nicht schwierig, denn die meisten Eltern lassen sich von der Schutzlosigkeit und dem lieblichen Aussehen eines Säuglings gerne und instinktiv überzeugen, dass sie ihn betreuen wollen. Aber ziemlich bald hat dieses süße Baby Bedürfnisse, die nicht mit den elterlichen Bedürfnissen übereinstimmen. Die Mutter kommt nicht sofort, der Vater kann etwas nicht mehr reparieren, eine schöne Erfahrung nimmt ein Ende. Das kleine Kind kommt mit der Zeit immer mehr zu der Überzeugung, dass es selber irgendwie nicht in Ordnung ist, sonst wäre das Leben doch immer gut. Um seine Umwelt weiterhin als stark erleben zu können, denkt es, es sei irgendwie schuld daran, dass die Umwelt nicht seinen Bedürfnissen gemäß reagiert. Das Kind wird unsicher und hat Angst. Dies ist ein allgemeiner Vorgang, kein Kind bleibt davor bewahrt, es ist der Vorgang des Erwachsenwerdens. Man könnte auch sagen, Erwachsenwerden geht einher mit dem Vertuschen von Unsicherheit und Angst.

Diese tiefe Unsicherheit und Angstbereitschaft ist in unserer Gesellschaft normal. Es ist das, was ursächlich für viele Schwierigkeiten im Leben verantwortlich ist. Man hat Angst, dass jemand herausfindet, wie jämmerlich man wirklich ist. Die Angst davor, uns so zu zeigen, wie wir wirklich sind, und dann vielleicht nicht mehr geliebt zu werden, trennt uns von unseren Qualitäten.

Wie erkennen wir Qualitäten?
Weil Menschen üblicherweise von den eigenen, mittlerweile unbewussten Ängsten geprägt sind, sehen wir die Qualitäten meistens nur indirekt: Wir sehen Schüchternheit, indirekte Angriffe, ständige Patzer, Unzuverlässigkeit, Schwächen aller Art im Gegenüber. Aber gerade diese Schwächen können nur sein, weil sie eine unterdrückte Qualität sind. Zum Beispiel:

- Schüchternheit = Bescheidenheit: Man muss nicht immer im Mittelpunkt stehen.
- Indirekte Angriffe = Mitgefühl: Man muss sich einfühlen können, um jemanden anzugreifen.

- Ständige Patzer = Flexibilität: Man muss flexibel sein, um immer wieder neue Fehler zu machen.
- Unzuverlässigkeit = Kreativität: Man muss Bekanntes leicht aufgeben können, um kreativ zu sein.

Eine Qualität kippt in die Schwäche, wenn sie zu viel oder zu wenig gelebt wird. So kann eine Qualität von innerer Ruhe in ständiges Reden oder in übermäßiges Schweigen kippen.

Gerade das, was wir als negativ betrachten und immer wieder wegzutherapieren versuchen, ist in der Personenorientierten Maltherapie der Wegweiser zu den Qualitäten.

Wenn wir also die Schwächen einer Person sehen, wissen wir immer, dass diese Person eine Qualität unterdrückt. Dies gibt uns eine völlig neue Ausgangslage für unsere kunsttherapeutische Arbeit. Unser Mitgefühl ist gefragt und unsere unerschöpfliche Neugier, was die unterdrückte Qualität ist und wie wir ihr zum Ausdruck verhelfen können. Wir beginnen ganz neu zu denken und zu sehen und begegnen unseren Malenden mit der Gewissheit, dass wir ihnen helfen können, ihre Qualitäten wiederzuentdecken und sich zu getrauen, diese auch zu leben.

Bianca wollte ein einfaches oranges Bild malen. Beim Malen über den Blattrand hinaus schmierte schwarze Farbe von der Wand aufs Blatt. Die dabei entstandenen interessanten Schlieren sprachen Bianca an, und sie wollte sie gleich noch etwas verstärken.

Im klärenden Gespräch ging es darum, was sie denn eigentlich gewollt hatte. Über ein sorgfältiges Abwägen wurde ihr bewusst, dass sie ursprünglich ein einfaches oranges Bild malen wollte. Bianca spürte, wie sie bei der Vorstellung, es wirklich einfach orange zu malen, besser atmen konnte. Und es begann sie zu beschäftigen, dass sie dasselbe Reaktionsmuster aus anderen Lebenszusammenhängen kannte. Immer wieder ließ sie sich gerne ablenken. Immer wieder sprang sie von der einen gleich zur nächsten Idee. So entschied sie sich, das Blatt wirklich orange zu malen.

Im Malen erkannte Bianca, dass sie die Wahl hatte: Sich ablenken lassen können ist einerseits schön und lässt sie immer wieder Neues entdecken. Andererseits aber konnte sie auch mal bei dem bleiben, was sie eigentlich wollte, und das fühlte sich für sie überraschend neu und befreiend an. Gleichzeitig wurde ihr bewusst, dass sie damit auch auf etwas verzichten muss. Bei diesem Bild spürte sie darüber hinaus den Unterschied zwischen gestalterischem Durchsetzen auf der einen und mit dem Bild mitgehen auf der anderen Seite.
Letztlich aber entstand eine neue Atmosphäre. Bianca kam in Kontakt zu ihrer Qualität, den Dingen ihren Raum zu gewähren. Die Hektik in ihrem Leben ist Ausdruck der Angst, dieser Qualität Lebensraum zu gewähren.

Wenn wir malen, sind wir nicht nur Malende, sondern auch Betrachtende unserer Bilder. Mit dem Fokus auf unsere Qualitäten sehen wir sie im fertigen Bild als Reflexion. Wir lernen durch das Malen unser Schönstes kennen, das, was uns als Menschen ausmacht. Und wir lernen immer deutlicher, wie wir in Kontakt mit diesem Kern kommen, mit unserer Einzigartigkeit. Diese Einzigartigkeit ist ein inneres Erleben, kein äußeres. Dieses Erleben erlaubt uns, Mitgefühl zu spüren, mit uns und anderen, und verleiht uns letztlich Ausstrahlung.

2.2 Normalität

Was normal ist, verändert sich stetig durch Kultur, Entdeckungen und Erfindungen. Hier und heute ist es normal, dass fast jedes Kind einen kleinen tragbaren Computer mit Telefonfunktion bei sich trägt. Vor nur sechzig Jahren hätte man über solche Utopien gelacht, wären sie denkbar gewesen. Damals war es normal, dass nur wenige Haushalte über ein Telefon verfügten.

Es gibt aber auch bleibende Normalität, wie das Grün der Wiesen, den Wechsel von Tag und Nacht, die Jahreszeiten, den Körper des Menschen. Ja, es gibt sogar eine Normalität des Verhaltens. Medizin und Heilung sind nur auf dem Hintergrund eines Verständnisses von Normalität möglich. Ein Arzt kann eine gesunde Leber kaum von einer anderen gesunden Leber unterscheiden. Jede kranke Leber jedoch ist speziell, und er kann das Organ eindeutig einem bestimmten Patienten zuordnen. Man könnte also etwas überspitzt sagen: Das Normale ist gesund, das Spezielle ist krank.

Normal ist, dass jeder Mensch Grundbedürfnisse nach Anerkennung, Wertschätzung, Wichtigkeit, verlässlicher und solidarischer Beziehung, nach Autonomie und Respektierung der eigenen Grenzen hat. Normal ist, dass jeder Mensch unterschiedlichste Gefühle wie Ängste, Scham, Freude und Ärger kennt.

Ebenfalls normal ist die Einzigartigkeit jedes Menschen. Wir kommen mit ganz bestimmten körperlichen Eigenschaften in einem ganz bestimmten Umfeld und mit ganz bestimmten Qualitäten in die Welt. Sie prägen uns und unsere Entscheidungen. So gibt es keine zwei gleichen Menschen, Bilder oder Situationen. Das ist normal. Nicht normal ist es, wenn diese Einzigartigkeit als Anrecht auf besondere Anerkennung im Außen genutzt wird, oft einhergehend damit, dass man dieselbe Einzigartigkeit des anderen missachtet. Einzigartigkeit ist dann normal, wenn es ein inneres Selbstverständnis ist und nicht ein äußeres Erleben.

Auch Missklänge sind normal, Probleme sind normal. Alles, was lebt, pulsiert, kommt und geht, wird stärker und schwächer. Unruhe der normalen Art öffnet uns die Augen für Ungelöstes und macht uns offen für neue Wege. Wenn aber die Unruhe, die Belastung so groß wird, dass wir nicht mehr damit fertigwerden, dann ist Hilfe angesagt. Häufig werden die Reaktionen auf übermäßige Belastung der belasteten Person, ihr selbst, ihrer Psyche zurückgeführt. Meistens aber leidet die Psyche, weil die Umwelt Unmögliches verlangt. Zeitdruck und Überlebensdruck in der Arbeit und in der Freizeit zermürben die menschlichen Systeme. Dringend gilt es Nischen zu finden, in denen Menschen wieder zu sich kommen können, den eigenen Rhythmus erleben, die eigene Einzigartigkeit im Innern spüren. Dazu eignet sich ganz besonders die Personenorientierte Maltherapie.

Abweichend von der Normalität legt unser heutiger Kulturkreis starkes Gewicht auf Individualität und auf Besonderheit. Man muss durch etwas glänzen, muss spezielle, außergewöhnliche Dinge besitzen, die uns von den anderen unterscheiden und uns gleichzeitig zugehörig machen zu den Besonderen. Das eigene Wohlbefinden muss dauerhaft sein und im Vordergrund der Beachtung stehen.

Diese Entwicklung schafft Probleme, denn alles Materielle verliert den Reiz, geht kaputt, wird von etwas Neuem übertrumpft. Die Normalität, die Einfachheit gehen verloren.

Normalität und Personenorientierte Maltherapie

In der Personenorientierten Maltherapie achten wir darauf, dass ein Bild normal ist: Wiesen sind grün, Vierecke sind viereckig, Katzen haben vier Beine. Wenn das nicht so ist, ist das ein Grund zur Intervention: „Was ist passiert, dass die Wiese violett ist?" Was bei einem Kind lustig und passend ist, ist beim Erwachsenen eine Missachtung des Anrechts der Wiese auf Normalität.

In der Personenorientierten Maltherapie geht es nie um die Phantasie der Malenden, sondern um das Wohl des Bildes. Normalität ist ein Weg zum Wohl des Bildes. Und tatsächlich führt das Wohl des Bildes letztlich zum Wohl der Malenden.

Die spontan entstandene Form erinnerte Charlotte sofort an ein Gesicht. Sie schrieb zu ihrem Bild:

„Ich malte eine türkisgrüne Form und dachte: ‚Nein, nicht wieder ein Kopf' und ‚Nein, nicht wieder das Mädchen'."

Charlotte erinnerte sich sofort daran, dass sie sich bereits vor ein paar Monaten in einem schwierigen Prozess einmal als Mädchen gemalt hatte. Das wollte sie nicht nochmals. Trotzdem übermalte sie die Form nicht. Aus der Erfahrung des Malens wusste sie, dass es nötig ist, anzunehmen, was kommt, da sie wusste, dass nur dann Veränderung möglich ist. Darum ließ sie das Gemalte so, wie es war.

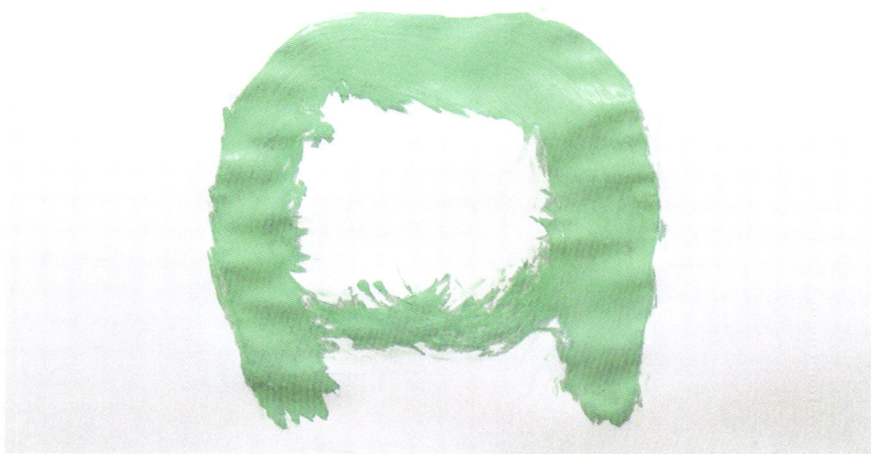

Als Nächstes wählte sie ein starkes Rot für das, was sie eigentlich nicht wollte, für das Gesicht.

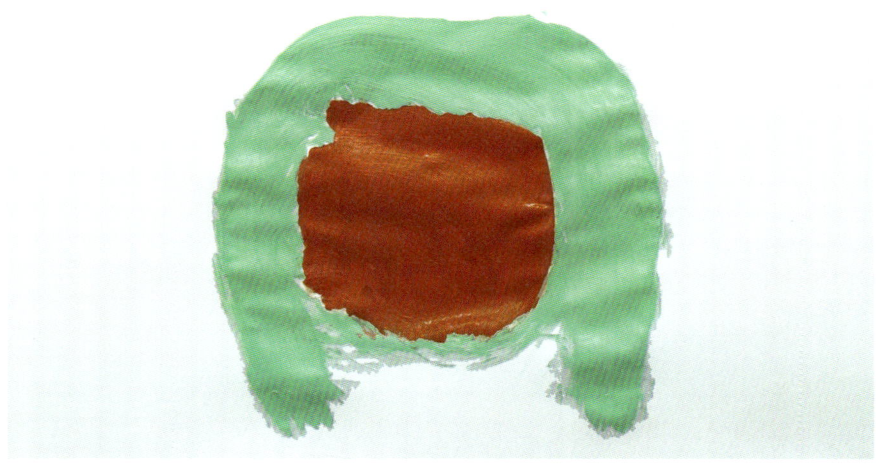

Mit dem Rot wurde es noch deutlicher, es sah aus wie ein Gesicht. Die Maltherapeutin ermunterte Charlotte, vorerst mal alles offenzulassen und einfach mit dem Körper weiterzumalen, um zu sehen, was entsteht. Sie könne es ja jederzeit wieder übermalen.

Durch diese Intervention nahm die Maltherapeutin bei Charlotte inneren Druck weg. Sie musste so nicht das Gefühl haben, dieses Gesicht zwingend malen zu müssen.
„Aber jetzt sollte ich doch den Kopf in der richtigen Hautfarbe malen. Ich wollte das aber nicht. Ich erklärte meiner Maltherapeutin, dass ich in den letzten Jahren immer wieder Köpfe und Gesichter in nicht realen Farben gemalt hatte, und diese meistens von hinten.
Ich malte dann aber doch, wie meine Maltherapeutin mir vorschlug, vorerst noch den Körper, um zu sehen, welche Form er hat, und um vielleicht doch zu erkennen, wer es sein könnte. Obwohl mich die Form bereits sehr deutlich an ebenjenes Mädchenporträt erinnerte. Innerlich fühlte ich mich etwas zerrissen, traurig, wütend, unruhig.

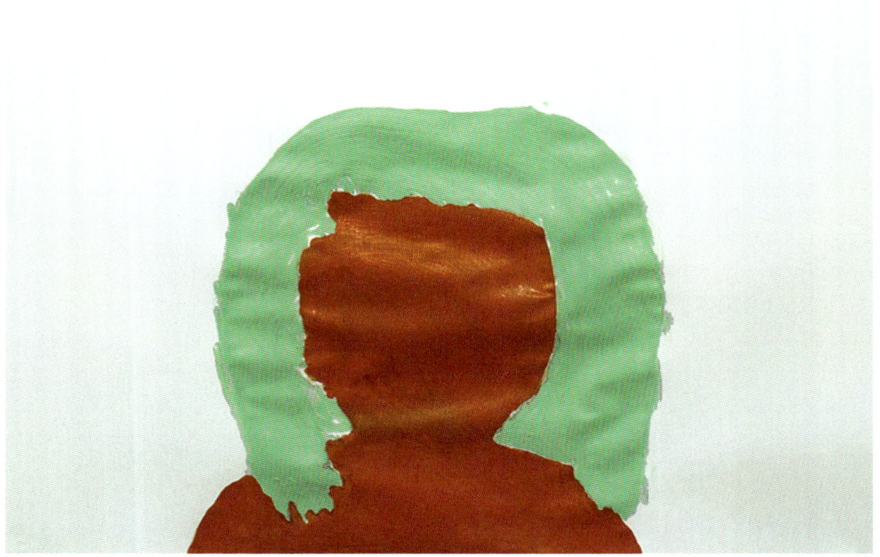

‚Das bleibt so', sagte ich trotzig und fragte trotzdem: ‚Muss ich das Mädchen real malen?'
Ich wollte es aber so belassen, ich war traurig, weil keine Veränderung geschah. Auch war ich immer noch etwas trotzig. Ich begann die Hintergrundfarbe zu suchen. Meine Maltherapeutin fragte mich nochmals, wer es denn sein könnte. Ich wusste es ja, also konnte ich es auch malen.

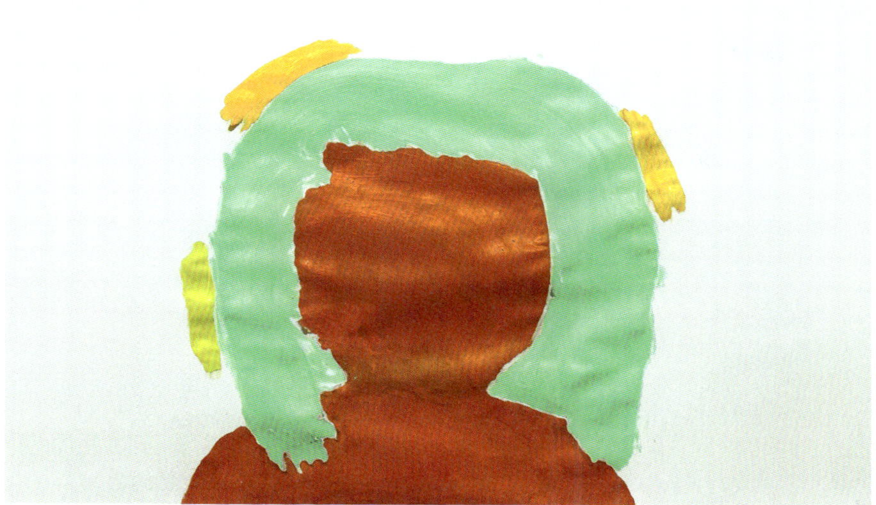

Es ging nicht. Ich merkte, dass ich das Gesicht übermalen musste. Beim Malen des Mädchens mit realistischen Farben kam dann Freude auf. Und wieder wurde ich auch traurig, sehr traurig. Ich dachte, das Mädchen sei sehr traurig. Und ich wusste nun auch genau, wie der Hintergrund sein musste. Dort war das Meer.

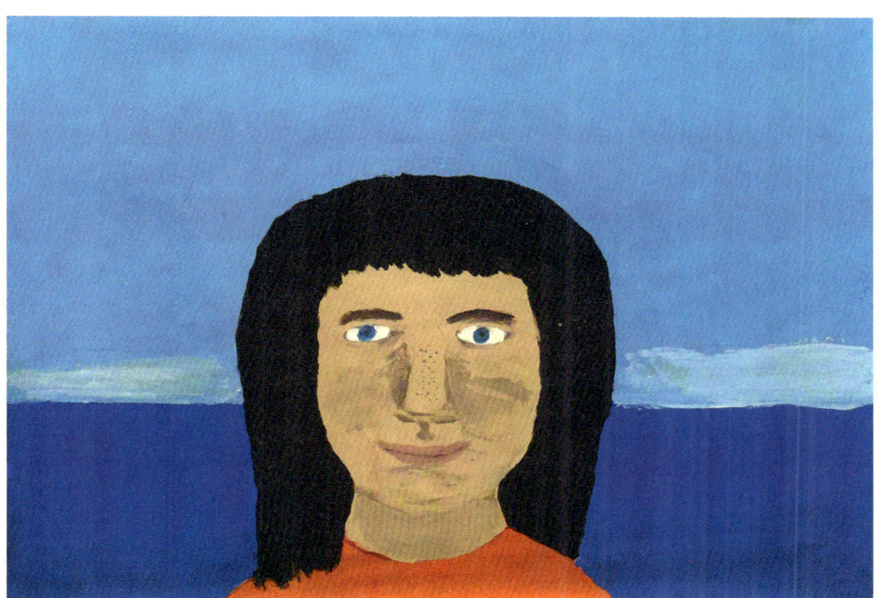

Das Bild war fertig. Meine Maltherapeutin fragte, wie es dem Mädchen gehe. Was es mache. Wie es sich fühle. Augenblicklich wusste ich es. Das Mädchen hatte Muscheln gesammelt. Und es war traurig.
Meine Begleiterin fragte nach: ‚Traurig?' Sie ermunterte mich, doch mal das Mädchen auf dem Bild selber zu fragen."
Über direkte Dialoge der Malenden mit den dargestellten Inhalten lassen sich weitere mögliche Aussagen des Bildes herausarbeiten.
„Also fragte ich das Mädchen: ‚Wie geht es dir?' Das Mädchen sagte: ‚Gut.' Ich fragte weiter: ‚Wirklich?' Das Mädchen sagte: ‚Ja!'
Ich begann zu sehen, wie das Mädchen auf dem Bild eigentlich ganz zufrieden und glücklich war. Ja, neben allem Schwierigen gab es dieses schöne Erlebnis.
Dann kamen mir immer mehr Erinnerungen an das, was in meiner Kindheit schön, freudig und gut gewesen war."
Nur über die normale Hautfarbe, über den Mut, sich dem zu stellen, was auf dem Bild wahrhaft werden wollte, konnte sich Charlotte an wichtige Ereignisse erinnern, die sie vergessen hatte – Ereignisse, die ihr ihre Kindheit in einem neuen, normaleren und beglückenden Licht zeigten. Diese wiederentdeckten schönen Erinnerungen entlasteten sie sehr.

2.3 Persönlich – unpersönlich

Persönlicher, individueller Ausdruck ist in der Kunst (und entsprechend auch häufig in der Kunsttherapie) ein stark gewichtetes Element. So kann es erstaunen, dass wir gerade eben nicht den persönlichen Ausdruck fördern. Der Inhalt von persönlichem Ausdruck ist das, was wir wissen, was uns klar geworden ist – Erkenntnisse und Einsichten in Bezug auf uns selber oder unsere Meinung in Bezug auf die Gesellschaft. Allem, was wir ausdrücken, geht eine Reflexion voran. Oder anders gesagt: Alles, was wir ausdrücken, entspringt unseren Gedanken, unserem Wollen. Wenn dieser Ausdruck bildhaft geworden ist, sind wir in dem, dessen wir zuvor innegeworden waren, bestärkt.

In der Personenorientierten Maltherapie sind wir auf der Suche nach dem, was wir nicht wissen. Denn wenn das, was wir wissen, unsere Probleme gelöst hätte, bräuchten wir uns nicht weiter mit ihnen zu beschäftigen.

„Für mich stimmt das so." – „Aber ich sehe das so." – „Aber das ist mein Bild." – „Das ist mein Ausdruck." Interventionen auf der Bildebene kommen nicht immer gut an. „Das muss schwarz sein, weil es so schwer ist!" – und es wird mit Schwarz gemalt, obwohl es das Bild stört. „Das darf jetzt nicht Rot sein, denn ich bin doch nicht wütend!" – und es wird mit Rosarot gemalt, obwohl das Rot viel stimmiger wäre. Die Malenden empfinden das Bild als ihr Bild, und ihr Recht ist es, das Bild nach ihrem Willen zu gestalten. Malen ist eine persönliche Sache, und Bilder sind persönlich.

Das ist schwierig zu widerlegen, weil es stimmt. Aber mit dem, was die Malenden wissen, mit ihren Meinungen, die im Bild bestätigt werden, sind sie genau bis an die Tür des Malateliers gelangt. Das, was sie wissen, hat sie hierher an diesen Punkt gebracht.

In der Personenorientierten Maltherapie sind die Bilder in dem Sinne unpersönlich, dass wir gemeinsam versuchen, uns auf das einzulassen, was sich auf dem Bild zeigt, wenn wir dem Bild nicht unseren Gestaltungswillen aufzwingen, welcher gefüllt ist mit unseren Wertvorstellungen. Damit sie nicht das Altbekannte imitieren, müssen sich die Malenden mit der Zeit auf die neuen Vorschläge des Bildes einlassen.

Das soll nicht heißen, dass Malen unpersönlich wäre. Es ist nur so, dass die Bilder, die in dieser Atmosphäre des Entstehenlassens ohne einzugreifen auftauchen, schlicht und ergreifend neu sind. Alles, was neu ist, wird als Nicht-Ich empfunden, es ist fremd. Mit der Überzeugung, dass Bilder das Eigene ausdrücken, wird den Bildern, die das noch Unbekannte, Unfassbare in den Malenden zeigen, die Existenz verweigert. So kann sich nichts wandeln, nichts erweitern.

Schnell zeigte sich auf Danielas Bild eine Landschaft. Überraschend griff sie plötzlich zu Rot. Diese Landschaft einfach so weiterzumalen, erschien ihr viel zu simpel, sie wollte mehr Spannung.

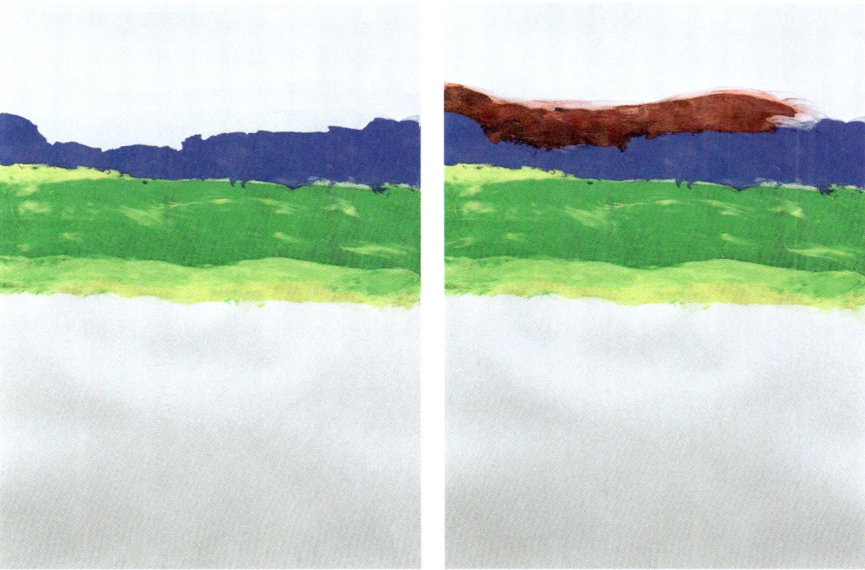

„Was ist mit dem Rot?“ – „Das Rot muss sein.“ – „Will das Bild das Rot auch?“ – „Ja.“ – „Wenn wir das Bild jetzt ansehen, schauen wir nur auf das Rot, es dominiert das Bild. Es ist nicht mehr die Landschaft, die sich zuerst sofort gezeigt hat.“

Daniela sah, dass das Rot nicht ins Bild passte und sie sich entscheiden musste, entweder der Landschaft den ihr gebührenden Raum zu geben oder ein „neues", anderes Bild aus dem bestehenden zu entwickeln. Sie begann das Rot zu übermalen, bis nur noch ein kleiner Streifen übrigblieb.

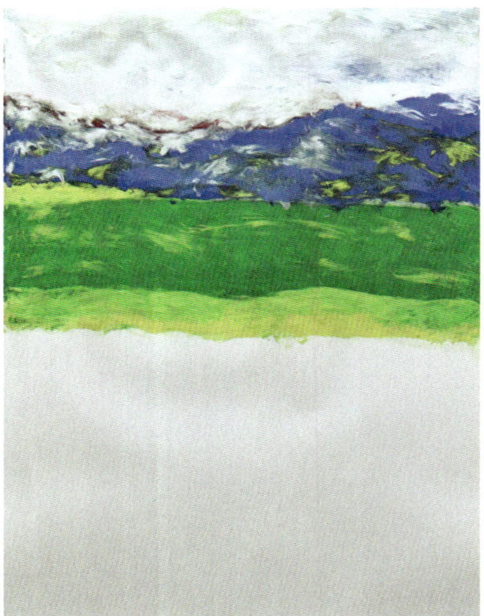

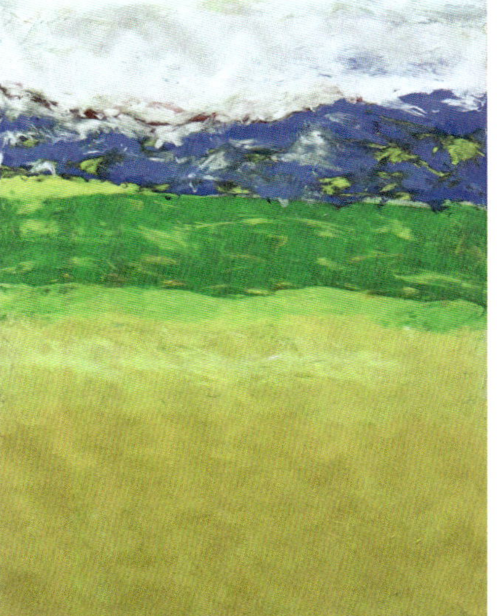

Die Landschaft, wie sie sich gleich zu Beginn gezeigt hatte, durfte bleiben und wurde, mit den wenigen Spuren von Rot, für Daniela zu einem wunderbaren Bild.

2.4 Angst als zentrales Gefühl

Angst hat viele Facetten, viele Gründe, aber letztlich ist sie ein Gefühl. Das Gefühl selber ist immer dasselbe, egal weswegen Angst empfunden wird. Angst ist ein Warnzeichen für Gefahr und hat eine enorme Wirkung auf den Körper. Der Körper bereitet sich auf nützliche Handlungen vor, ohne darüber nachzudenken, ob wirklich Gefahr besteht. Er bereitet sich auf Angriff oder Flucht vor. Wenn uns jemand kritisiert und wir diese Kritik als Angriff empfinden, reagiert der Körper. Auch wenn wir uns selber kritisieren, reagiert unser Körper (unser System) entsprechend darauf.

Das Schwierige an diesem Angstkreislauf ist, dass sich der Körper abnutzt, die Reaktionen chronisch werden und uns krank und gleichgültig machen.

Unser Gehirn ist eine Lernmaschine. Wie Pawlow entdeckt hat, kann Angst konditioniert werden. Wenn wir Angst haben, versuchen wir auf irgendeine Weise, der Gefahr – psychischer oder physischer – auszuweichen. Um Angst zu vermindern, um die Umwelt doch noch dazu zu bewegen, das zu tun, was wir möchten, versuchen wir uns auf die Weise zu verhalten, die am meisten Zuwendung verspricht. Die Art, mit Angst umzugehen, ist vom Temperament bestimmt. Einige werden schüchtern, befolgen so gut wie nur möglich das, was sie meinen, dass die anderen wollen, und werden wütend auf sich selber, wenn sie es nicht schaffen. Andere äußern ihre Wut direkt, widersprechen, toben, schlagen um sich und wehren sich auf jede Art und Weise. Ihre Wut richtet sich gegen außen. Die meisten Menschen benützen beide Varianten in verschiedener Häufigkeit. Das Resultat ist Vorsicht im Umgang mit Menschen, ein schlechtes Selbstbewusstsein und tiefe innere Unsicherheit.

Eva malte in aller Ruhe ein wunderschönes Bild. Nun kam der Moment, in dem sie feststellte, dass sie nicht mehr weiterwusste. Eigentlich war das Bild fertig, aber das machte ihr Angst: „Das ist doch nicht genug, es ist zu einfach, da muss noch etwas gemacht werden." Diese und ähnliche Gedanken schossen ihr durch den Kopf, und das Bild war zu einem weiteren Beweis der Tatsache geworden, dass sie nie genügte. Diese Tatsache war einer der vielen Inhalte ihrer inneren Kritik.

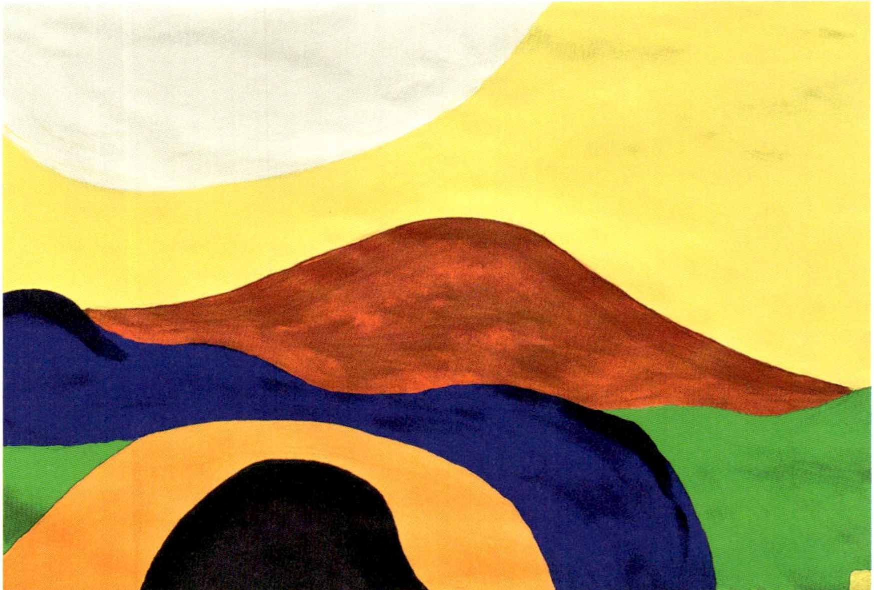

Also wollte Eva weitermalen. In der Verzweiflung dachte sie: „Ich könnte ja noch ein paar Tupfen Orange auf das Dunkle malen."

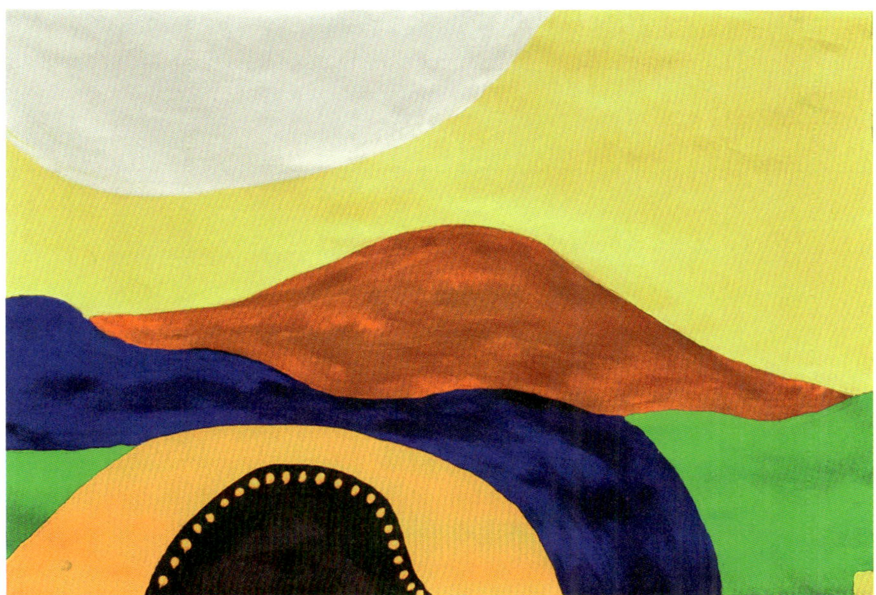

Als sie das Bild zusammen mit der Maltherapeutin anschaute, merkte sie sofort, wie diese Punkte die Aufmerksamkeit auf sich zogen und die Harmonie des Bildes störten. Zum Glück kann auf dem Bild alles auch wieder übermalt werden, und der erste Zustand des Bildes ließ sich wiederherstellen.

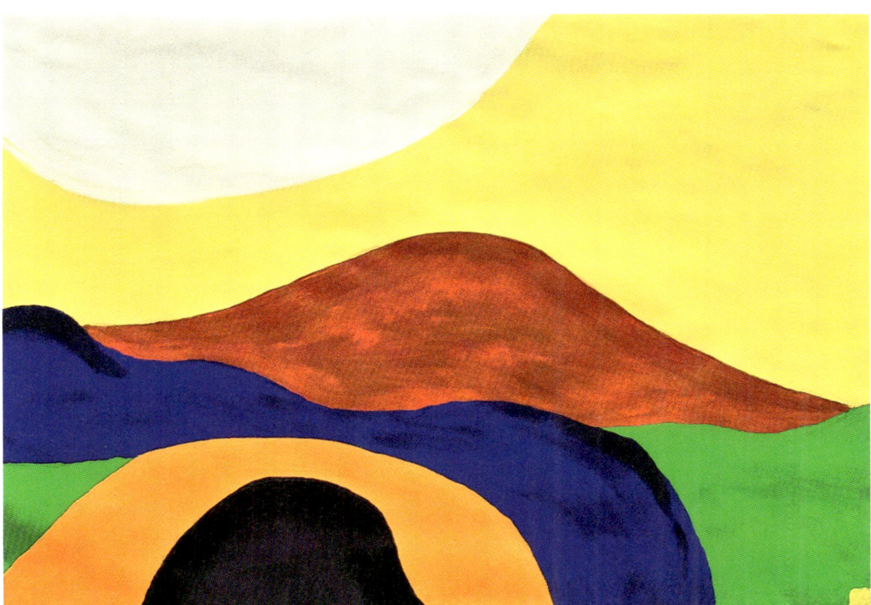

Nun begann sich Eva zu fragen, ob es wirklich wahr sei, dass sie nicht genügte. Mit jeder ähnlichen Episode beim Malen wuchs ihr Zweifel daran. Immer noch kam die Angst zwar hoch, aber Eva schenkte ihr keine Beachtung mehr, und das Malen wurde mehr und mehr zur Entdeckungsreise und zur Entspannung.

Wenn sich also ein Bild auf unerklärliche, nicht normale Art entwickelt, gehen wir davon aus, dass auf irgendeine Weise Angst im Spiel ist.

2.4.1 Gefühle und Gehirn

„Angst wird dann ausgelöst, wenn die persönliche Integrität gefährdet ist oder gefährdet erscheint. Ob eine Situation gefährlich ist oder nicht, wird von einer persönlichen ‚Alltagslogik' aus gesteuert. Die Alltagslogik ist gleichsam der unbewusste Kern des weitläufigen Fühl-, Denk- und Verhaltensreviers, das unsere ‚Wirklichkeit' ausmacht. In seiner Mitte vermögen wir uns fast wie mit geschlossenen Augen, das heißt mit einem minimalen Aufwand an emotionaler Energie zu bewegen, während gegen seine Peripherie hin – dort, wo alles Neue, Unbekannte und möglicherweise Gefährliche beginnt, wo die kreativen Künstler, die ‚Spinner', die ‚Extremisten' und nicht zuletzt auch die ‚Verrückten' wohnen – helle Aufmerksamkeit und intensive Emotionen wie Neugier, Angst, Mut und Wut an der Tagesordnung sind. […] Damit das Zentrum möglichst reibungslos funktioniert, müssen die gefährdeten Grenzen an seiner Peripherie mit hohem Energieaufwand fortwährend verteidigt oder ausgeweitet, neue Fühl-, Denk- und Verhaltenswege erkundet und durch Versuch und Irrtum auf ihre Gangbarkeit geprüft werden."[5]

Angst wird durch Wahrnehmung ausgelöst, Wahrnehmung über unsere Sinne. Diese Wahrnehmung leitet das Nervensystem über zwei Kanäle zum Angstzentrum im Gehirn, der Amygdala. Zum einen wird die Wahrnehmung direkt über den Thalamus zur Amygdala gefunkt, zum anderen über den Cortex und von dort ebenfalls zur Amygdala. Der direkte Weg ist sehr viel schneller und unbewusst, er kommt in der Amygdala als unscharfes Bild an. Die Amygdala entscheidet im Bruchteil einer Sekunde (innerhalb von 10 bis 12 Millisekunden), welche Maßnahmen getroffen werden müssen: erhöhter Blutdruck und Puls, Anspannung der Muskulatur, Ausschüttung von Hormonen. Man ist unmittelbar auf Kampf oder Flucht vorbereitet. Nach ungefähr 250 bis 300 Millisekunden kommt auch die Information, welche den Weg über den Cortex genommen hat,

5 Luc Ciompi & Elke Endert: Gefühle machen Geschichte. Göttingen: Vandenhoeck & Ruprecht, 2011, S. 27.

in der Amygdala an[6]. Nun kann überprüft werden, ob es sich um wirkliche Gefahr handelt oder nicht. Der Kampf beziehungsweise die Flucht kann jetzt je nach Situation weitergeführt oder abgebrochen werden.

Die Wahrnehmung von Gefahr, ob wirklich oder eingebildet, wird also über zwei Wege von den Sinnesorganen zum Bewusstsein geleitet: dem schnellen, unscharfen und dem langsamen, präzisen. Auf dem langsamen Weg wird die Wahrnehmung mit unendlich vielen passenden oder auch nicht ganz so passenden Assoziationen angereichert. Aus unserem Erfahrungsspeicher werden ähnliche Erlebnisse aufgerufen und tragen maßgeblich dazu bei, das Ausmaß der Gefahr einzuschätzen.

Wir werden Angst niemals los und sollten das auch nicht. Schwierig ist nur die Tatsache, dass auch eine nur vorgestellte angsterzeugende Situation einen vollständigen Angstzyklus auszulösen vermag und wir darunter leiden. Auch die täglichen schrecklichen Nachrichten und die Bilder der virtuellen Welt lösen Angstreaktionen und Stress aus. Während kurzer Stress (Eustress bis zu 100 Minuten) das Immunsystem stärkt, schwächt Dauerstress das Immunsystem. Anhaltende Angst ist ungesund.

2.4.2 Wie sich Angst verstärkt

Luc Ciompi, ein renommierter Schweizer Psychiater, hat sich eingehend mit Gefühlen und ihrer Wirkung auseinandergesetzt, damit, wie Gefühle auf den einzelnen Menschen und in Beziehungen unter Menschen wirken, ja sogar mit ihrer Wirkungsweise im Umgang von Nationen untereinander. Über den Ursprung von Gefühlen schreibt er:

„Grundgefühle wie Angst, Wut oder Neugier sind typisch sympathikotone, das heißt durch das Geflecht des Sympathikus vermittelte Funktionsweisen von Herz, Kreislauf, Atmung, Muskelspannung, Pupillenweite, Hautwiderstand usw., die – wie namentlich bei Flucht, Kampf oder Umgebungserforschung – meist mit einem hohen und schnellen Energieverbrauch einhergehen.

Lust, Freude, Entspannung und auch Trauer dagegen sind durch das gegenläufig wirkende Geflecht des Parasympathikus gesteuerte Funktionsweisen, die sich durch einen geringeren Energieverbrauch oder auch durch die Aufnahme von Energie auszeichnen und beispielsweise im Schlaf, bei der Verdauung und allgemein in entspannten Zuständen vorherrschen.“[7]

---

6 LeDoux, Joseph: *Das Netz der Gefühle.* München: dtv, 2010, S. 181

7 Luc Ciompi & Elke Endert: Gefühle machen Geschichte. Göttingen: Vandenhoeck & Ruprecht, 2011, S. 20.

Gefühle entstehen also als Antwort auf eine Situation im Außen oder auf eine innere Vorstellung. Sie sind eine unmittelbare Form von Wahrnehmung:

„Die Hauptfunktion all dieser unwillkürlichen nervös-hormonalen Schaltungen ist es, den ganzen Organismus optimal auf die jeweilige Situation einzustellen.“[8]

„Affektlogik“ nennt Ciompi seine Beschreibung des Verhaltens von Gefühlen. Er hat festgestellt, dass sich Gefühle von Liebe zu Hass in einem fraktalen Prozess verändern. Ein fraktaler Sprung erfolgt immer dann, wenn die energetische Spannung einen kritischen Wert erreicht hat: von Zuneigung zu Ärger, von Ärger zu Wut, von Wut zu aggressiver Tätlichkeit und so fort. Diese Wandlung der Gefühle ereignet sich im Kleinsten, in einem Menschen selbst, in alltäglichen zwischenmenschlichen Beziehungen, aber auch in größeren sozialen Gebilden und auch unter Nationen. So kann ein kleines, an sich unwichtiges Ereignis der letzte Tropfen sein, der das Fass zum Überlaufen bringt, der Funke im Pulverfass, der einen fraktalen Sprung auslöst.

Da Gefühle unmittelbar vom Körper gesteuert werden, können sie nur über den Körper, nicht aber über die Gedanken bleibend verändert werden. In der Personenorientierten Maltherapie zwingen wir den Körper, unter anderem durch langsames Malen, die sympathikotone Wirkung schmerzlicher Situationen zu vermindern und das Erlebnis mit parasympathikotonen Reaktionen zu verbinden. Da unsere Gefühle unsere Wahrnehmung bestimmen, „sehen“ wir die schmerzliche Situation in neuem Licht, die Gefühle verbessern sich, ohne dass wir wissen, warum. Die Gedanken darüber verändern sich automatisch. Jetzt wird eine neue Reaktion auf die gleiche Situation möglich, und Blockierungen lösen sich auf.

Unsere Gefühle bestimmen unsere Wahrnehmung, unsere innere Wahrheit.

Flavia kam eines Tages belastet und traurig zum Malen. „Heute möchte ich etwas Bestimmtes bearbeiten“, sagte sie. „Meine Mutter braucht jetzt mehr Pflege, als dies von der Familie zu machen ist. Sie ist dement. Ich habe ihr versprochen, dass sie nicht ins Pflegeheim gehen muss. Meine zwei Brüder wollen sie in einem guten Pflegeheim unterbringen, meine Schwester und ich möchten das nicht. Ich habe meiner Mutter versprochen, dass sie nie ins Heim muss. Jetzt weiß ich nicht, was ich machen soll.“

„Was fühlst du jetzt im Moment?“ – „Trauer.“

„Nimm irgendeine Farbe für dieses Gefühl, und trage sie langsam mit der ungeübten Hand auf. Wenn sich das Gefühl verändert, ändere die Farbe.“

---

8 Ebenda.

Zu Beginn war es Flavia nicht möglich, ihr Tempo beim Malen zu drosseln. Sie malte zwar mit dem Gefühl, aber viel zu schnell und sah nicht ein, was das sollte. Sie war so traurig und aufgebracht. Es gelang ihr bei dem Maltempo nicht, bei einem Gefühl zu bleiben und auf dessen Veränderung zu achten. Es wurde ein Bild ähnlich denen, die sie sonst malte.

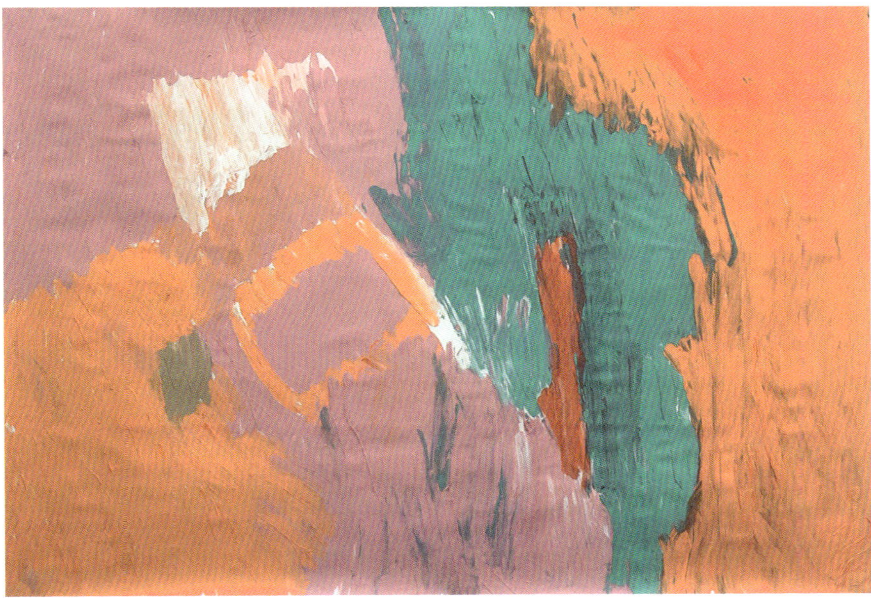

Die Maltherapeutin hängte ihr ein neues Malblatt auf. „Was fühlst du jetzt im Moment?" – „Immer noch Trauer."
„Nimm irgendeine Farbe für dieses Gefühl, und trage sie langsam mit der ungeübten Hand auf. Wenn sich das Gefühl verändert, ändere die Farbe."
Jetzt gelang es Flavia besser. Sie konnte sich mehr auf das Gefühl und auf das Bild einlassen, die Wirkung stellte sich aber immer noch nicht ein.

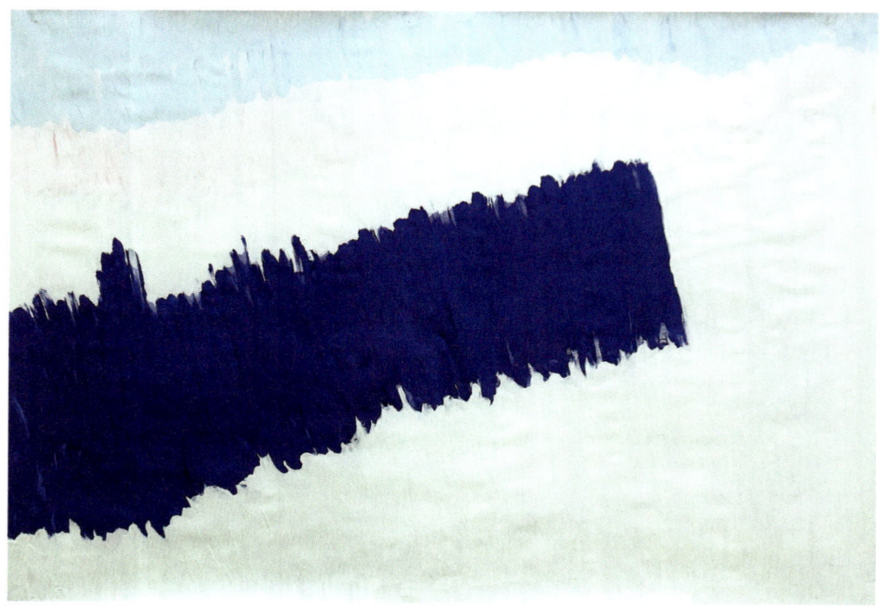

Die Maltherapeutin hängte ihr ein neues Malblatt auf. „Was fühlst du jetzt im Moment?" – „Immer noch Trauer."

„Nimm irgendeine Farbe für dieses Gefühl, und trage sie langsam mit der ungeübten Hand auf. Wenn sich das Gefühl verändert, ändere die Farbe."

Beim Malen dieses Bildes gelang es Flavia, ganz in das Gefühl der Trauer einzutauchen, langsam zu malen und diese höchste Aufmerksamkeit zu erleben, wenn Wahrnehmung beim Gefühl und gleichzeitig die Augen beim Bild sind, ohne zu werten.

Und – die Einsicht stellte sich ein. Ganz am Schluss, beim Malen des Rot, wusste Flavia genau, dass sie das Versprechen der Mutter gegenüber nicht einhalten konnte und die Brüder darin unterstützen würde, ein passendes Heim zu finden. Sie war immer noch traurig, dass es dazu kommen musste, traurig für die Mutter, die so gerne zu Hause geblieben wäre. Die Trauer blieb als das passende Gefühl, und über das Aushalten dieser Trauer konnte sie klarer sehen und für sich entscheiden.

2.4.3 Wie sich Angst abschwächt

Manuel Schochs Verständnis von Gefühlen basiert auf seiner jahrelangen Beobachtung der Menschen in seinen Therapien. Er sagt, dass die Gefühle sich in einem stetigen Wandlungsprozess befinden. Manuel Schoch erklärt als wichtiges Element der von ihm entwickelten „Time Therapie“[9] die Wandlung der Gefühle auf dem Weg über die Gefühlskette. Er versteht die Wut als Ausweg aus der Angst. Wenn auf Angst nicht reagiert wird, wandelt sie sich automatisch in Trauer. Wenn dieser Trauer kein Inhalt gegeben wird, löst sich diese in Liebe, innere Stille auf.

9 Manuel Schoch: „Dein wahres Potenzial“, AT Verlag, 2006, S. 120

Jeder Mensch hat ein Angstpotenzial, es ist immer auf Stand-by geschaltet. In der heutigen Zeit in unserer Kultur sind die Gefahren jedoch nur noch selten körperlicher Art. Die wirklichen Gefahren wie Verkehrsunfälle, Atomkatastrophen, Umweltzerstörung werden verdrängt und bagatellisiert. Die Vorstellung von Gefahr findet fast gänzlich im psychologischen Bereich statt. Unserem Gehirn ist es aber egal, ob eine Gefahr physisch oder psychisch ist, es reagiert mit seinen bekannten Maßnahmen darauf. Weil das Gehirn in erster Linie vom Körper gesteuert wird, kann der Verstand eine Situation durchaus als ungefährlich beurteilen, und trotzdem wird mit Angst reagiert. Wenn jemand gekränkt wird, ist das nicht wirklich gefährlich, der Körper reagiert aber darauf mit dem vollen Programm.

Manuel Schoch erklärt den Wandel der Gefühle über die Reaktion darauf. Wenn auf Angst nicht reagiert wird, spielt sie keine Rolle. Allerdings ist Angst kaum auszuhalten. Der direkte Weg in die Erleichterung ist, Angst in Wut umzuwandeln.

Die einzig mögliche Auflösung der Wut ist, die Angst darunter zu erkennen und die Angst auszuhalten. Manuel Schoch hat beobachtet, dass sich Angst, wenn sie nicht benannt, sondern nur als Gefühl ausgehalten wird, unweigerlich in Trauer auflöst.

Trauer aushalten ist aber fast ebenso schwierig wie Angst aushalten. Um sich Erleichterung von der Trauer zu verschaffen, ist eine Möglichkeit, wieder in die Angst → Wut aufzusteigen. Eine andere Möglichkeit besteht darin, der Trauer einen Inhalt zu geben: „Ich bin traurig, weil ..." Leider funktioniert auch diese Lösung nicht, begründete Trauer ist nicht aufzulösen und endet letztlich in Selbstmitleid. Dann entsteht der ewige Kreislauf von „Ich bin traurig weil ..." → sich traurig fühlen → denken: „Ich bin traurig, weil ..." und so fort.

Wenn wir fähig werden, Trauer ohne Inhalt auszuhalten, nicht darauf zu reagieren, öffnet sie das Herz. Es entstehen Stille und Liebe.

Diese Kette der Gefühle **(s. Abb. 1)** ist darum so außergewöhnlich, weil sie uns auffordert, nicht persönlich zu nehmen, was uns widerfährt. Dann wird klares Denken und bezogenes, mitfühlendes Handeln möglich, sowohl anderen Wesen wie sich selbst gegenüber.

In der Personenorientierten Maltherapie wird das geübt.

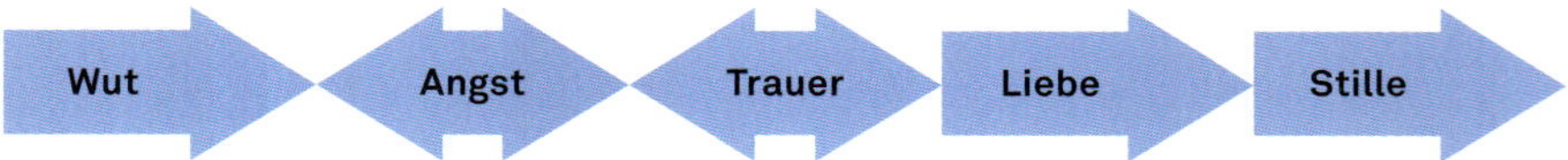

Abbildung 1: Die Kette der Gefühle nach Manuel Schoch.

Gloria ging durch eine Periode großer Erschöpfung. Diese zeigte sich vor allem, wenn sie mit Gruppen arbeiten oder Vorträge halten musste. Sie sagte, dass sie sich tot fühle.

„Nimm eine Farbe für das Gefühl, tot zu sein, und male langsam von innen nach außen."

Schon veränderte sich das Gefühl, tot zu sein, und wurde zu Trauer. „Nimm eine Farbe für dieses neue Gefühl, Trauer, und male langsam von der ersten Form an nach außen."

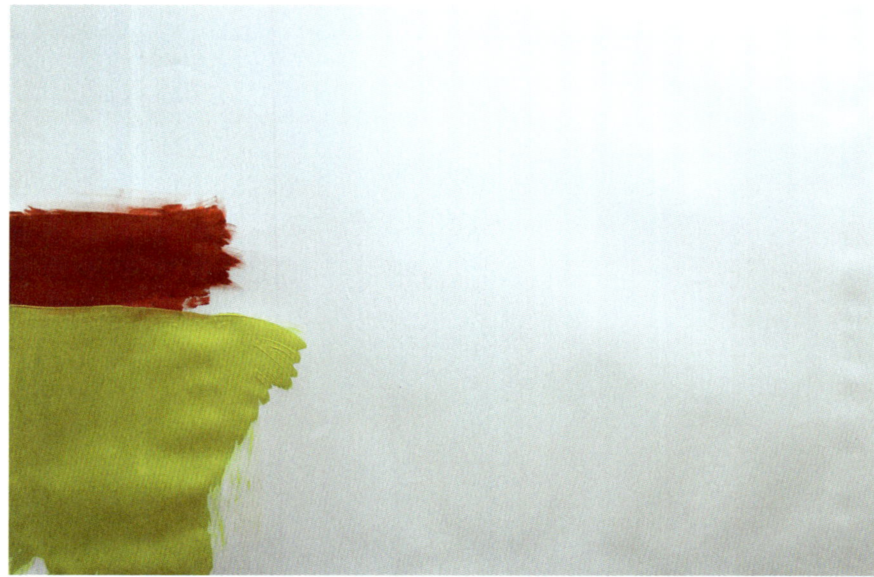

Wieder unterbrach Gloria den Malprozess, das Gefühl hatte sich wieder verändert. Auf die Frage, was denn jetzt sei, war sie ganz überrascht, weil sie Freude spürte. „Nimm eine Farbe für die Freude und male langsam weiter."

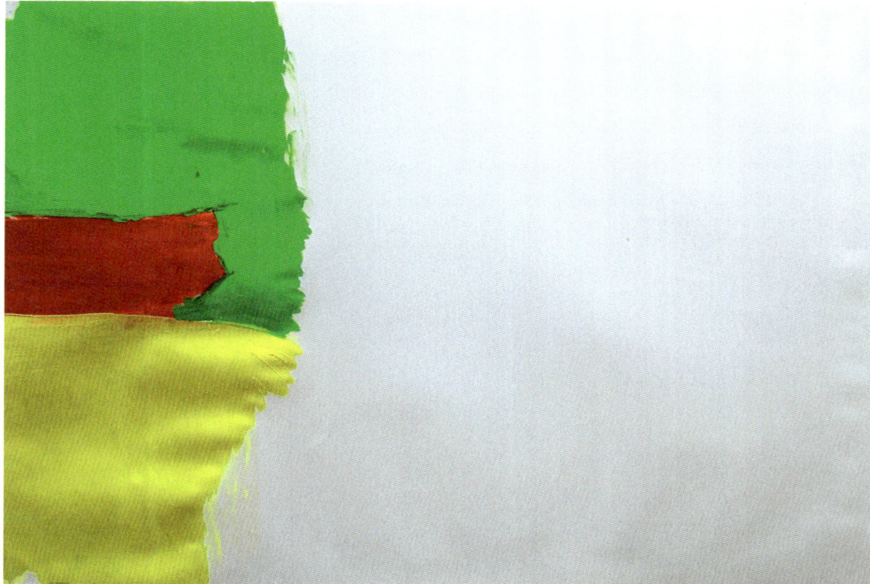

Nach der Freude entstand eine andere Art von Trauer als zuvor. Sie empfand die Trauer als weit und offen. „Nimm eine Farbe der offenen Trauer und male weiter."

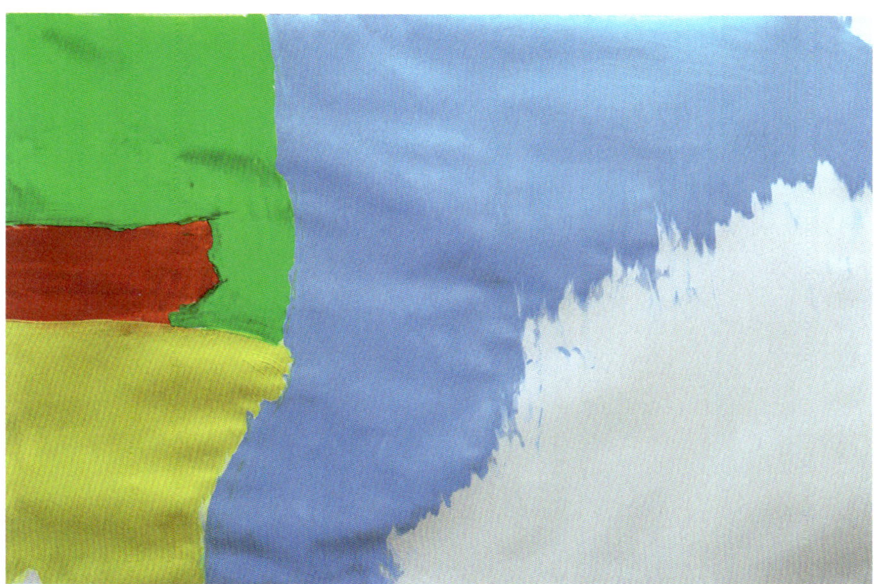

Wieder wurde der Malprozess unterbrochen, das Gefühl wurde leichter, es trat Ruhe ein. „Nimm eine Farbe für die Ruhe und male weiter."

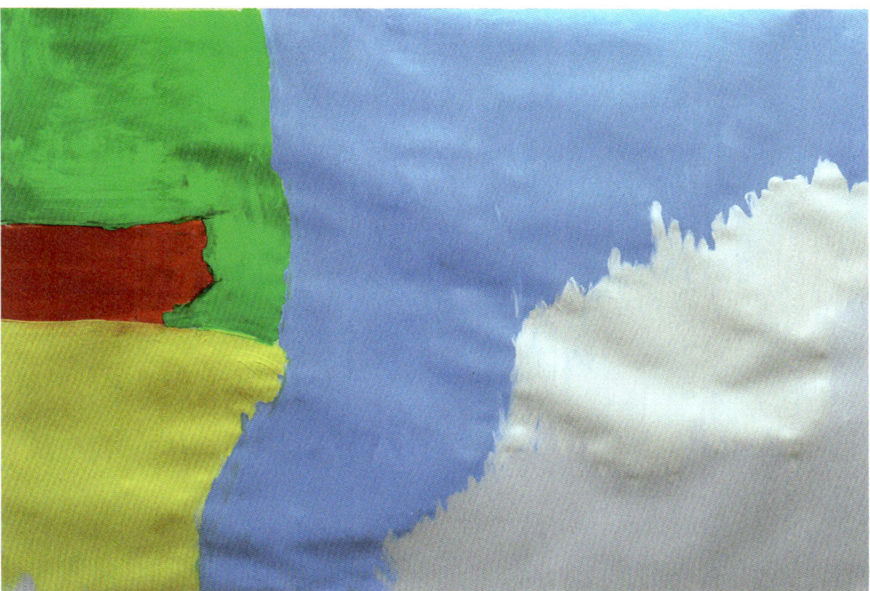

Dann kippte das Gefühl in Müdigkeit. „Nimm eine Farbe für die Müdigkeit und male weiter."

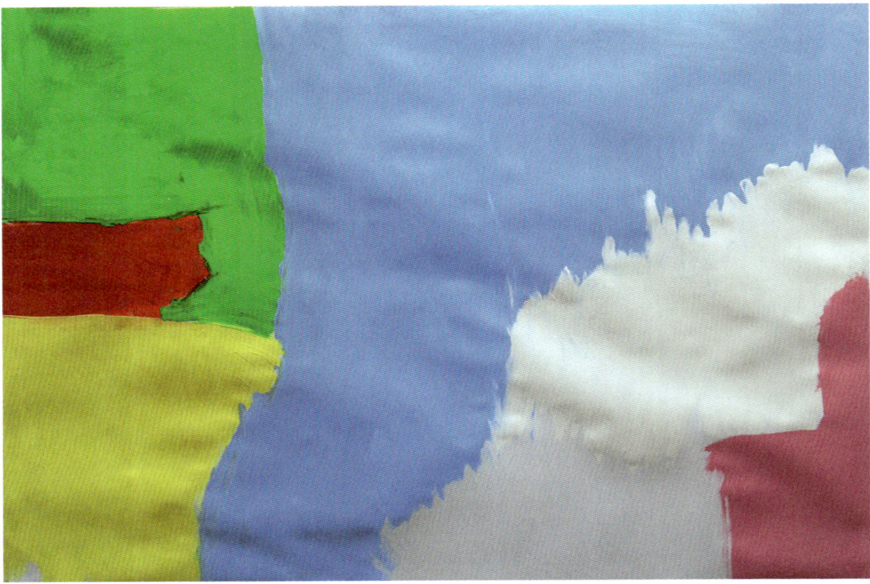

Die Müdigkeit hielt nicht lange an, und Gloria spürte Vitalität. „Nimm eine Farbe für die Vitalität und male weiter."

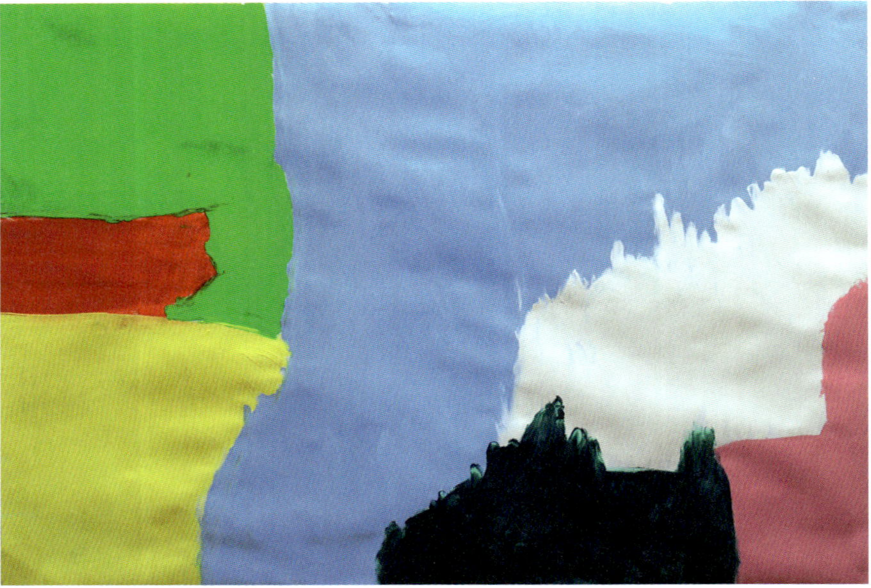

Nachdem das Bild fertig geworden war, ging es Gloria gut, und sie fühlte sich lebendig. Am Nachmittag wurde Gloria plötzlich wieder sehr müde und erschöpft. Als sie später zu Hause ankam, war die Erschöpfung plötzlich weg, und sie realisierte, dass sie sich immer wieder starken Emotionen hingab und sich als Opfer fühlte: „Oh, ich Arme, ich musste so viel Schweres in meinem Leben durchmachen." Etwas später erinnerte sie sich an das Bild und realisierte, dass sich etwas Grundsätzliches verändert hatte: Sie sah ein, dass ihre Müdigkeit eine physische Reaktion auf zu viel Arbeit war und sie etwas mehr Schlaf einplanen musste. Sie konnte auf eine neue Art mit Müdigkeit allgemein umgehen und verband diese nicht mehr mit ihrer Geschichte.

Tränen

Tränen begleiten durchs Leben. Sie schaffen Erleichterung und sind Ausdruck von Gefühlen. Nicht immer von Trauer. Sehr häufig sind Tränen ein Zeichen von Wut und Ärger, immer wieder auch von Freude und von Rührung. Wenn Tränen aus wirklicher Trauer oder Rührung kommen, rühren sie das Gegenüber, und es wird still.

Beim Malen wird immer wieder einmal geweint, aus allen erdenklichen Gründen. Die Tränen der Wut und des Ärgers mit allen ihren Derivaten wie Eifersucht und Selbstmitleid rühren nicht. Während dieser Tränen sind die Malenden innerlich am Denken, am Argumentieren, am Schimpfen. Das Bild hängt verlassen da und wird schlecht behandelt. Tränen der Trauer sind still. Die Farbe wird langsam und liebevoll aufgetragen, geplant ist nichts. Tränen der Rührung rühren.

Personenorientierte Maltherapie hilft unterscheiden.

3 Die Arbeit mit Gefühlen

3.1 Wut

Aggression erscheint in verschiedenen Formen: nach außen als Wut, Ärger, Unmut, als Gier, Neid, Eifersucht. Während bei Wut, Ärger und Unmut die Aggression einsichtig ist, werden Gier, Neid und Eifersucht oft als eigenständige Gefühle bezeichnet. Grundsätzlich ist aber in jedem dieser Gefühle die Aggression erkennbar: In allen drei Formen begehrt man aus einem Gefühl des Mangels etwas im Außen, und dieser Prozess ist von intensiven Gefühlen begleitet. Auch Schuldgefühle sind eine Form von Aggression: Jemand, der Schuldgefühle hat, kritisiert sich ständig dafür, was er vermeintlich verbrochen hat – ein aggressiver Akt, nach innen gerichtet.

Ob ein Kind das Spielzeug haben will, mit dem sein Geschwister gerade spielt, oder ob ein Land Gebiete, Rohstoffe oder Wasser eines anderen Landes begehrt – immer führen Gier, Neid und Eifersucht zu Streit und Krieg. Chronifiziert sich die Wut, wird sie zu Groll und Gewalt.

In allen Formen der Wut muss die Illusion des Mangels aufgegeben werden.

3.2 Angst

Mangel ist ein Zustand, der von Angst begleitet ist. Sehr viele Menschen dieser Welt leiden unter wirklichem Mangel. Sie haben kein Dach über dem Kopf, zu wenig zu essen und kein sauberes Wasser.

In unseren Breitengraden entsteht das Gefühl von Mangel durch Fülle und Vergleiche. Da kaum je wirklicher Mangel besteht, sondern nur Wünsche und Bedürfnisse, lässt sich der Mangel auch nicht durch das Erfüllen von Wünschen und Bedürfnissen beheben. Jeder erfüllte Wunsch gebiert den nächsten. Diese Arbeit, das Auflösen der Illusion von Mangel, muss über das Spüren der Angst geleistet werden. Wenn auf Angst keine Maßnahme getroffen wird, wandelt sie sich still in Trauer.

Zu unterscheiden ist zwischen existenzieller und psychologischer Angst. Ohne Angst hätte die Menschheit nicht überlebt, und auch heute noch ist Angst bei effektiver Gefahr überlebenswichtig. Diese Realangst baut sich ab, wenn die Gefahr vorbei ist.

Psychische Angst ist weit differenzierter. Psychische Angst ist nicht auf eine reale Situation angewiesen: Schon die Vorstellung, von einem Menschen abgelehnt zu werden, obwohl die Tatsache noch nicht eingetreten ist, löst Angst aus. Was Angst macht, findet in der Zukunft statt, und darum gibt es keine Lösung dafür, denn eine Lösung muss man in der Gegenwart finden. So löst psychische Angst eine Reihe von körperlichen Maßnahmen und Verhaltensrezepten aus, immer in der Hoffnung, dass etwas davon die unerträgliche Situation beendet. Angst ist ein Gefühl und lässt sich nur über das Empfinden des Gefühls abbauen.

Chronifiziert sich die Angst, wird sie zur Sorge und löst übermäßiges Kontrollverhalten aus.

In allen Formen der Angst muss die Illusion der Unversehrtheit aufgegeben werden.

3.3 Trauer

Trauer wird meistens mit einem Ereignis verbunden, wie alle anderen Gefühle auch. Man ist traurig, weil... Solange Trauer aber mit einem Ereignis verbunden ist, löst sie sich erst auf, wenn das Ereignis verschwunden ist. Das ist häufig nicht der Fall, und so wird Trauer zu einer Grundstimmung.

Die Lösung für Trauer ist, sie als reines Gefühl auszuhalten, ohne ihr einen Inhalt zu geben. Im Gegensatz zu Wut und Angst, die, wenn man sie aushält, schnell vorbei sind, ist Trauer ein langsameres Gefühl, das länger braucht, bis es sich auflöst. Da in unserer Zeit alles immer schnell gehen muss, hat Trauer keine Chance.

Chronifiziert sich die Trauer, wird sie zu Kummer, Selbstmitleid und Reue.

In allen Formen der Trauer muss die Illusion einer Veränderung im Außen aufgegeben werden.

Die chronifizierten Formen von Wut, Angst und Trauer bilden den psychischen Schmerz. Das menschliche Gehirn reagiert darauf, wie immer, mit vollem Einsatz des Immunsystems. Während das Immunsystem für das Auflösen von körperlichem Schmerz, ausgelöst von körperlicher Verletzung, ausgerüstet ist, kann es bei psychischem Schmerz keine Erfolge buchen. Da es die beiden Formen nicht unterscheiden kann, strengt es sich zwar an, zeitigt aber keine positiven Resultate. Es ist überfordert und wird zunehmend schwächer und unfähiger, die eigentlichen körperlichen Probleme zu bewältigen, für die es zuständig ist.

Diese Situation kann nur erleichtert werden, wenn die Menschen beginnen, den chronifizierten psychischen Schmerz als solchen anzuerkennen, ihn willentlich zu betrachten und zu spüren. Dann können sich die belastenden Gefühle in Trauer, Liebe und Stille umwandeln.

Die Personenorientierte Maltherapie ist auf diese Auflösung von psychischem Schmerz ausgerichtet.

3.4 Gefühle und Gedanken

Gefühle und Gedanken sind allgegenwärtig. Gefühle stoßen Gedanken an, Gedanken wiederum Gefühle. Beides, Gefühle und Gedanken, entstehen aus dem, was ist, und aus Vergangenheit. Auch Vorstellungen von der Zukunft beruhen auf der Vergangenheit, wir können uns nichts vorstellen, was wir nicht schon einmal erfahren haben. Es gibt nur neue Kombinationen davon.

Darum können wir nie zu etwas wirklich Neuem kommen, solange wir uns von Gefühlen und Gedanken leiten lassen. Wirklich Neues kann nur aus der Stille und dem Beobachten entstehen: ein kleines Etwas tun, beobachten, ohne zu urteilen, das nächste hinzufügen, beobachten ...

Hanna malte langsam und sorgfältig einen grünen Kreis.

Als nächste Farbe wählte sie Gelb und ließ das Gelb zu einer nächsten Form wachsen. Die Maltherapeutin wies sie darauf hin, dass die nächste Farbe an die erste Farbe anschließen soll.

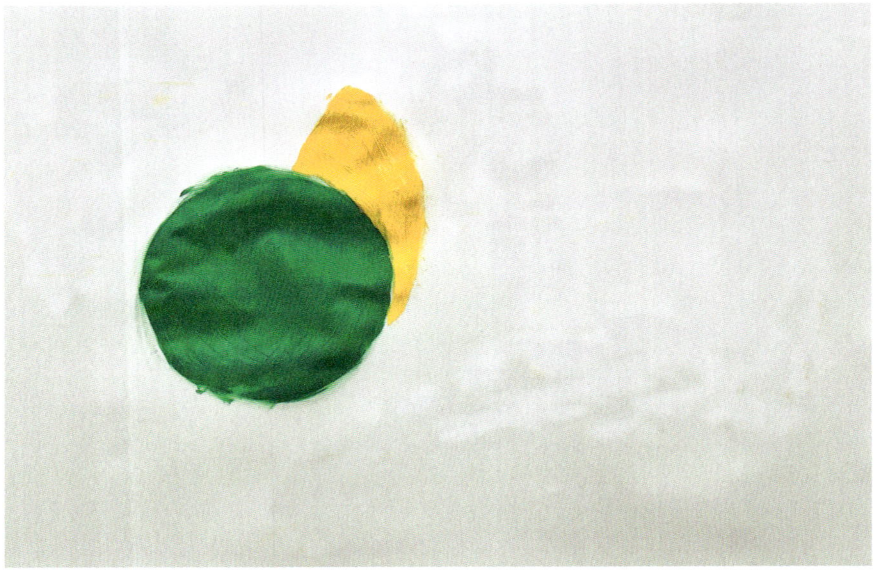

Kaum ein paar Minuten später waren gelbe Formen auf dem ganzen Blatt verteilt.

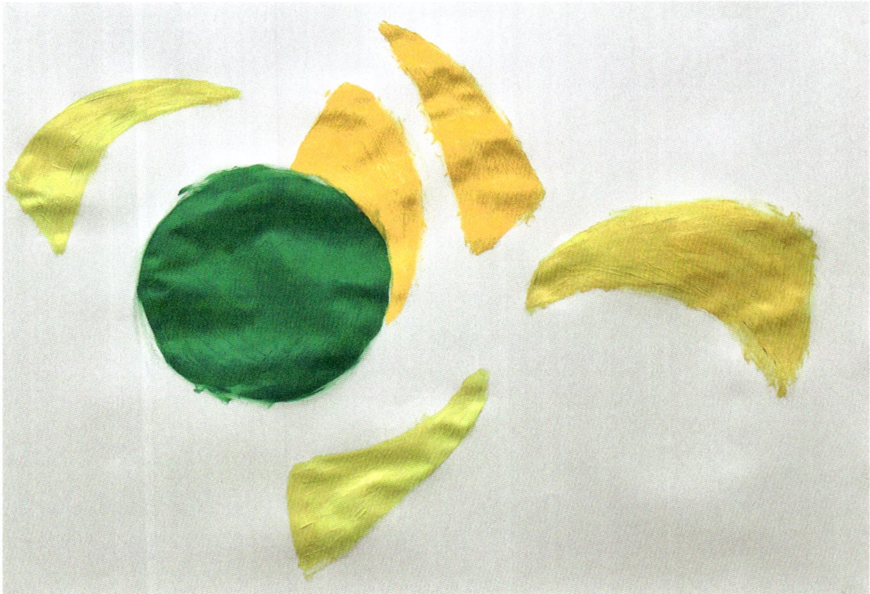

„Was ist passiert? Wie kannst du wissen, dass weitere gelbe Formen verstreut vorkommen, solange du dich an diese Orte, von der letzten Farbe ausgehend, noch gar nicht hingemalt hast?"
Hanna: „So ist es lustiger."
Im Gespräch stellte sich heraus, dass sie die Idee gehabt hatte, eine schwarze Form an die gelbe anzufügen. Das wollte sie aber nicht, weil dies eine Assoziation zu einem schweren Ereignis erzeugte. Sie wollte einfach nicht, dass dieses Ereignis stattfand, auch wenn sie innerlich spürte, dass es unausweichlich war. Sie wollte es nicht, auch nicht auf dem Bild und nicht im Leben. Es sollte so lustig weitergehen wie bisher.
Diesem Impuls – Schwarz – zu folgen oder aber dem persönlichen Wunsch „lustig mit Gelb", war eine schwere Entscheidung. Nach einiger Zeit entschloss sich Hanna, das Schwarz doch zu malen.

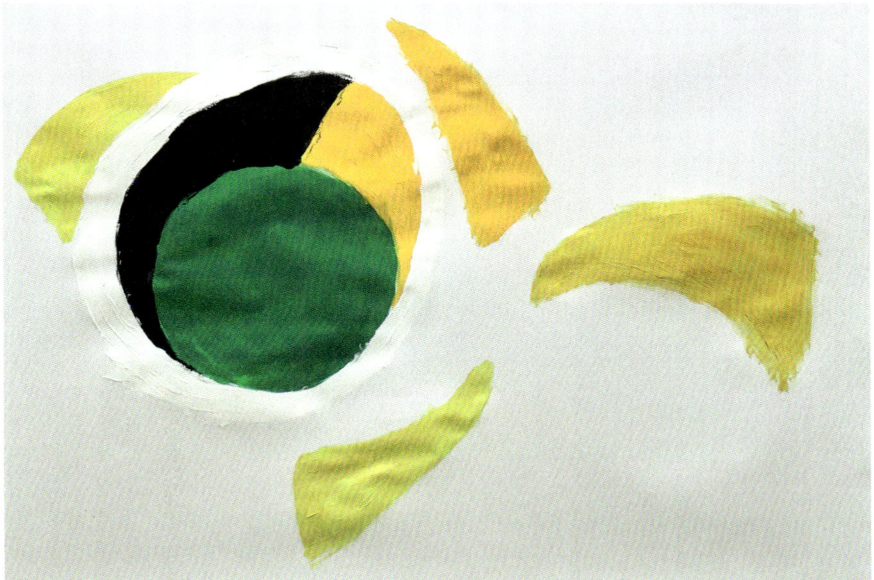

Danach konnte sie das Bild im vollen Gefühl dessen, was sie innerlich wusste, fertig malen.

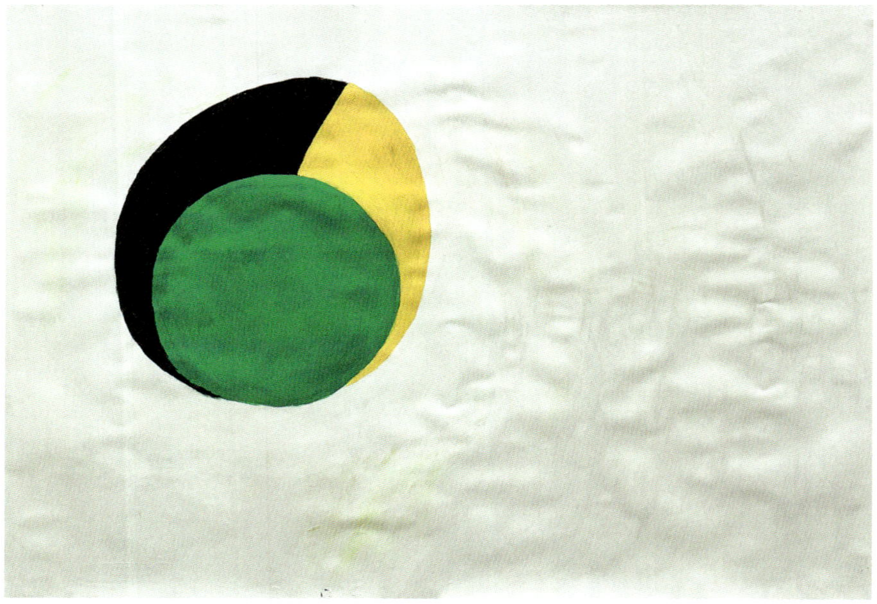

Vom fertigen Bild war sie sehr berührt, und erst jetzt konnte Hanna der Maltherapeutin erzählen, dass ihr Mann an Krebs erkrankt war. Ein halbes Jahr später starb er. Das Bild hatte ihr geholfen, diese Zeit so zu gestalten, dass es für beide eine innige und intensive Zeit war.

Stück um Stück

Dass die Zukunft nicht voraussehbar ist, schafft permanente Unruhe, wenn nicht Angst. Immer bleiben Unsicherheit, Alternativen, Wunsch und Zugzwang. Es wird geplant und versichert, und das Resultat ist eine ununterbrochene körperliche Anspannung, die zu Krankheit führen kann.

Sogar im Malen werden ganze Bilder geplant, mit Konturen vorgezeichnet und korrigiert. Das eigentliche Malen ist dann nur noch ein Ausfüllen des Gedachten. Kein Wunder, dass viele von einer solchen Prozedur überfordert und gelangweilt sind.

In der Personenorientierten Maltherapie wird das Bild Stück um Stück entdeckt. Es ist nie voraussehbar, immer veränderbar und überraschend. Die Neugier, der Mut, die Lust, etwas Neues auszuprobieren, werden unterstützt und gestärkt. Die Malenden lernen, Ungewissheit zu ertragen.

Personenorientierte Maltherapie ist unbändig.

Der erste Impuls

Unser Gehirn wählt ununterbrochen unter Millionen von Wahrnehmungen diejenigen aus, die ins Bewusstsein gelangen sollen. Die Kriterien dieser Wahl sind unsere Werte, das Gewünschte und das Gefürchtete. Vieles, darunter Wahrnehmungen, die eigentlich hilfreich wären, wird mittels dieses Filters automatisch ausgeblendet. Damit eine Wahrnehmung eine Chance hat, bewusst zu werden, muss sie mindestens 500 Millisekunden nach der letzten Wahrnehmung liegen. Wahrnehmungen, die nach nur 100 Millisekunden auftauchen, verbleiben im Unbewussten. Dort wirken sie weiterhin mit, wir wissen aber nichts davon.

Die Zeitspanne zwischen den bewusst werdenden Wahrnehmungen hat mit unserer Reaktion darauf zu tun. Es sind die Reaktionen, die Anerkennung oder die Kritik an der Wahrnehmung, welche Zeit brauchen und die nächste Wahrnehmung ausblenden. Mit Neurofeedback und Meditation kann man die Aufmerksamkeit so schulen, dass auch Wahrnehmungen in viel kürzeren Intervallen bewusst werden, weil die Reaktion darauf generell auf Grün geschaltet wird. Dadurch entfällt der Widerstand.

In der Personenorientierten Maltherapie sind gerade die knapp verpassten Wahrnehmungen für uns besonders interessant, denn sie sind noch nicht durch den Wertefilter eingeschränkt. Das weiße Malblatt, das begonnene Bild, Wahrnehmungen aus der Umgebung – alles ist Anstoß zu Bildern, Gefühlen und Gedanken. Im Malatelier sind diese Wahrnehmungen auf den Malprozess fokussiert. Die Malenden sind ständig damit beschäftigt, was sie als Nächstes malen wollen. Indem wir auf den ersten Impuls achten, üben wir das, was just unter der bewussten Wahrnehmungsschwelle liegt, am Wertefilter vorbei ins Bewusstsein zu heben. Vor dem Wertefilter sind unsere Impulse relevant und neu. Einmal wahrgenommen, haben wir die Wahl, sie umzusetzen oder auch nicht.

Im Alltag sind wir kaum je darauf ausgerichtet, die Aufmerksamkeit auf die Sekundenimpulse unserer Wahrnehmung zu lenken. Wir sind ständig mit der nächsten Notwendigkeit beschäftigt. Kreativität – eine Qualität, die sich gerade Menschen wünschen, die ins Malatelier kommen – ist aber genau so nicht zu haben. Kreative Menschen zeichnen sich dadurch aus, dass sie merkwürdige Dinge ausprobieren, Dinge, die ihnen einfach mal so in den Sinn gekommen sind und die keinen gängigen Regeln entsprechen. In der Personenorientierten Maltherapie wird speziell diese Achtsamkeit auf den ersten Impuls geübt, und sie lässt sich so mit der Zeit auch im Alltag umsetzen. Daraus erwachsen Freude, Bezogenheit und eine schwächere Anbindung an Sorgen.

4 Beobachtungsgrundlagen

In der maltherapeutischen Arbeit fragen wir uns stetig: Was geschieht in der Beziehung der Maltherapeutin, des Maltherapeuten zu den Malenden, was geschieht auf deren Bildern, was geschieht beim Malen mit den Malenden?

Im Laufe der Zeit haben sich Kriterien herausgebildet, die uns das Beobachten erleichtern und es möglich machen, sie zu beschreiben.

Als hilfreiche Strukturierung von Beobachtungskriterien hat sich das Modell der drei Ebenen und der Wandlungsphasen bewährt.

4.1 Die drei Ebenen

Ein Modell erfasst nie die gesamte Wirklichkeit, sondern unterscheidet diese künstlich und dient als Orientierungshilfe im Therapiegeschehen. So sind die drei Ebenen und die Wandlungsphasen immer untrennbar, sie sind dauernd und jederzeit ineinander verwoben. Um zu wissen, wo, wann und wie man intervenieren kann, benötigen wir dieses Modell und die entsprechenden Kriterien. Durch eine solche Strukturierung wird der Therapieverlauf einsichtiger und ermöglicht größere Klarheit und Transparenz.

Die drei Ebenen sind:

- die Beziehungsebene
- die Bildebene
- die Prozessebene.

4.1.1 Die Beziehungsebene

„Begleiten heißt dabei sein und mitgehen, wo immer das Bild die Malende hinführt. Es ist das Sein und nicht das Tun, was die vermutlich schwerste Aufgabe der Maltherapeutin ist.“[10]

---

10 Bettina Egger: Der gemalte Schrei. Basel: Zytglogge, 2001, S. 137

In den humanistisch geprägten Psychotherapiekonzepten findet die therapeutische Arbeit vorwiegend in der Veränderung des Beziehungsverhaltens statt, zuerst zwischen Therapeut und Klient, dann erweitert im Umfeld.

Diese Beziehungsebene ist auch in der Personenorientierten Maltherapie grundlegend:

„… wenn Menschen akzeptiert und geschätzt werden, tendieren sie dazu, eine fürsorglichere Einstellung zu sich selbst zu entwickeln. Wenn Menschen einfühlsam gehört werden, wird es ihnen möglich, ihren inneren Erlebnisstrom deutlicher wahrzunehmen. Und wenn ein Mensch sich selbst versteht und schätzt, dann wird sein Selbst kongruenter mit seinen Erfahrungen. Die Person wird dadurch realer und echter.“[11]

„Wesentlich ist das Wie in der Therapie. […] So ist Rogers im Laufe seiner Forschungen und therapeutischen Arbeit zu der Überzeugung gelangt, dass es nicht die therapeutischen Techniken sind, auch nicht die therapeutische Orientierung des Therapeuten oder dessen theoretisches Wissen über die Dynamik der Persönlichkeit, die Veränderung bewirken. Das entscheidende Agens war für ihn das psychologische Klima, das zwischen Therapeut und Klient entsteht.“[12]

Die Beziehungsebene ist auch in der Personenorientierten Maltherapie bei der therapeutischen Begleitung wesentlich. Wir achten darauf, dass die Malenden sich verstanden und gleichzeitig ermutigt fühlen und damit fähig werden, hie und da ein kleines Beziehungsrisiko einzugehen. Gegenseitiges Vertrauen ist die Grundlage für jede Therapie, und Vertrauen entsteht über kleine Risiken. Diese vertrauensvolle Basis braucht es, damit sich die Malenden erlauben, sich auf Veränderung einzulassen. Erst auf dieser Grundlage können sie in sich zu der Entscheidung finden, etwas in ihrem Leben verändern zu wollen.

Wir achten bei den Malenden auf die Qualitäten.

Die Qualitäten zeigen sich bei den Malenden vor allem dort, wo sie sich selber negativ bewerten, in ihren Schwächen. Nach Manuel Schoch sind Schwächen, denen letztlich die Probleme angelastet werden, unterdrückte Qualitäten. Es gilt daher, während des Malens genau diese Schwächen zu begrüßen, sie zu achten und ihnen einen Platz zu gewähren. Dann können sie ihre Ausstrahlung entfalten, und Probleme lösen sich zunehmend auf, insbesondere solche, die aus dem „gegen sich selbst sein“, dem „gegen die eigene Schwäche sein“ entstehen.

11 Carl Rogers: Der neue Mensch. Stuttgart: Klett-Cotta, 2015, S. 68
12 Jochen Eckert, Eva-Maria Biermann-Ratjen, Diether Höger: *Gesprächspsychotherapie.* Berlin: Springer, 2012, S. 106.

Erich setzte Form an Form, das Bild entstand nur sehr langsam. Er wurde ungeduldig, suchte immer wieder Möglichkeiten, das Bild rasch beenden zu können. „Mich nervt dieses Bild. Ich mag nicht mehr. Es ist immer dasselbe. Etwas einfach zu machen, gelingt mir nicht. Immer wird es so kompliziert. Und dann weiß ich nicht mehr, was ich will, und nichts passt mehr. Es ist total ärgerlich. Ich will da raus." Erich ist ein differenzierter, abwägender Mensch. Die negativen Seiten dieser Qualität störten ihn immer wieder. Differenzieren, abwägen braucht Zeit und Geduld. Und darüber ärgerte er sich, wie bei diesem Bild, immer wieder. Die Maltherapeutin konnte dies beobachten, und als sie ihm ihren Eindruck mitteilte, dass Differenziertheit eine Qualität von ihm ist, entstand augenblicklich eine spürbare Erleichterung. Mit Freude malte Erich am Bild weiter und genoss es, auszuprobieren und es langsam weiter entstehen zu lassen.

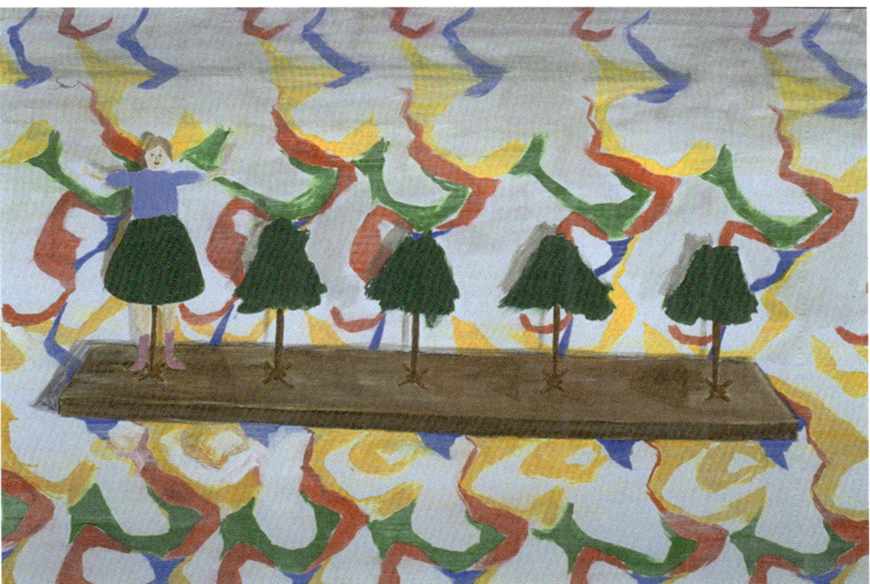

4.1.2 Die Bildebene

Bilder werden nicht erklärt, sondern geklärt.

In der Personenorientierten Maltherapie ist das Bild unser Wegweiser. Wir achten sehr genau darauf, was wie entsteht.

Es ist die Aufgabe der Maltherapeutin, des Maltherapeuten, zu verstehen, was gemalt wird. Und tatsächlich gibt es immer wieder Momente, in denen man mit tiefem Verstehen begleiten kann. Dieses Verstehen ist bereits ein Teilhaben am Entstehungsprozess des Bildes und somit eine Intervention. Eine der wichtigsten Voraussetzungen für das Teilhaben – und damit auch für Interventionen – ist es, dass sich die Maltherapeutinnen und -therapeuten eingestehen, wenn sie keine Ahnung haben, was auf einem Bild läuft. Dann kann man davon ausgehen, dass auch die Malenden keine Ahnung haben und sich einfach treiben lassen. „Hast du eine Idee, was du da malen willst?" – „Hast du etwas verworfen?" Solche und ähnliche Fragen klären Ungewissheiten. Das fordert die Malenden auf, sich ihres Vorgehens gewahr zu werden und sich eine Möglichkeit deutlich zu machen. Dies führt zu weiteren Konsequenzen auf dem Bild, die eventuell wiederum geklärt werden müssen.

Ein häufiges Anliegen der Malenden ist, dass sie Hilfe beim Umsetzen ihrer Bildideen erhalten wollen. Dies ist verständlich, denn was ist Malen anderes als genau das: eine Idee haben, was man malen will, und diese Idee ins Bild umsetzen. Wenn das entstehende Bild der Idee nicht entspricht oder wenn es nicht so schön wird, wie es in der Vorstellung ist, wird das Versagen dem eigenen Mangel an Können angelastet. Die Enttäuschung ist groß.

Im Malatelier erhalten die Malenden Unterstützung darin, sich mit dem auseinanderzusetzen, was sie ablehnen, und diesem Abgelehnten Raum und Würde zu geben. Oder anders gesagt, wir unterstützen sie darin, Fehler stehenzulassen, mit Störendem fertigzuwerden und vor allem das Bild auf diese etwas fremde Weise ganz fertig zu malen. In gewisser Weise ist das Klären des Bildes das Gegenteil davon, das ursprüngliche Anliegen zu unterstützen: die Bildidee genau wie vorgesehen malen. So erfahren die Malenden das Glück, eine vorgefasste Idee aufzugeben, das Risiko einzugehen, Fehler als Freunde zu erleben, und etwas für sie völlig Neues zu schaffen.

Es geht nicht darum, zu malen, was man will, sondern darum, zu wollen, was man malt.

Bilder sind Geschehnisse, mit denen wir in einen direkten, einzigartigen Dialog treten. Bilder entstehen vor dem Denken, nicht danach. Sie entstehen durch das Auftragen von Farbe auf Papier. Nicht nur die Maltherapeutinnen und -therapeuten, auch die Malenden selber beobachten diesen Prozess. Egal, ob der Ursprung des Bildes eine Idee ist („Ich male einen Baum") oder etwas, das man gesehen hat („Ich will auch mit Rot malen"), oder ein direkter Impuls zu einer Farbe oder einem Thema, das Bild beginnt dann zu entstehen, wenn die oder der

Malende auf den ersten Farbfleck reagieren muss. Dann beginnen der Dialog mit dem Bild und die Auseinandersetzung mit den eigenen Werten. Dann beginnt die besondere Arbeit der Maltherapeutin, des Maltherapeuten, das Werden eines Bildes zu begleiten. Beim Beobachten achten sie auf viele Kriterien. Einige wichtige seien hier gezeigt.

Keine psychologischen Interpretationen
Bilder sind Bilder sind Bilder. Für uns sind Bilder nicht Illustrationen von bewussten oder unbewussten psychischen Belangen. Deshalb interpretieren wir weder den Inhalt des Bildes noch die Farben noch die Position der Elemente. Bilder sind mehrdimensionale Geschehnisse.

Wenn man interpretiert, dann reduziert und komprimiert man die Bilder auf eine lineare Dimension. Das Buch *Krieg und Frieden* lässt sich zu einem einzigen Satz komprimieren: Ein Fürst bringt den unehelichen, aber reichen Sohn eines Grafen dazu, seine Tochter zu heiraten. Daran ist nichts falsch, aber ist es wahr? Gibt es das Erleben wieder? Wenn über Bilder gesprochen wird, lassen sich immer nur Teilaspekte in subjektive Worte fassen, das Ganze bleibt dem wortlosen Erleben und Eindruck überlassen. Nur durch ganzheitliche Wahrnehmung kann ein neuer Blick auf eine scheinbar bekannte Sache entstehen, und nur dies kann unsere Sicht verändern und sie neu prägen.

Iris beschreibt ihren Malprozess:
„Eine menschliche Figur von hinten – oh, mein Sohn! Muss das sein? Ich machte mir momentan etwas Sorgen. Er steht irgendwo, ich weiß nicht, wo – auf der Erde? Ich malte den Boden. Oben ist es hell – ist es Licht oder ein Tunnel? Ich wusste nicht, wo er ist, ich war verunsichert.

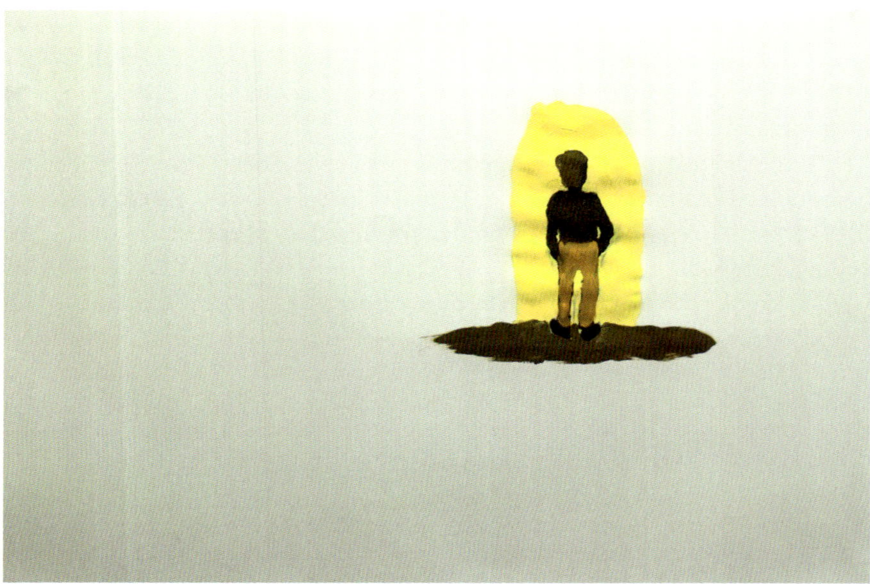

Die gelbe Farbe erinnerte mich an einen Heiligenschein. Der wirkte unecht, ausgedacht, er passte nicht. Ich nahm Hellblau und begann das Gelb zu übermalen. Ich entspannte mich, es war besser so, es tat gut – einfach Blau – unspektakuläres Hellblau. Es breitete sich aus.

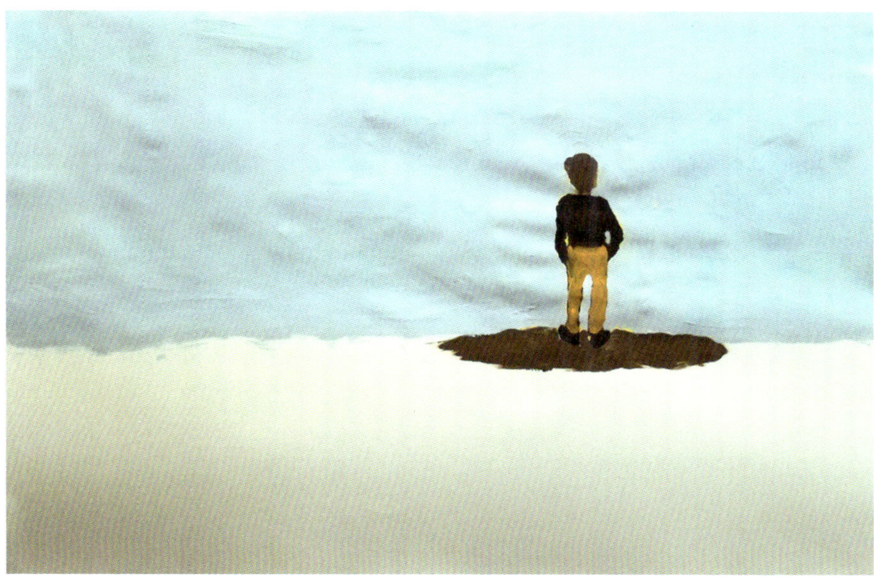

Ja, aber wo steht er? – Einfach auf dem Boden, auf einer Anhöhe, und schaut in die Weite. Wieder fühlte ich Angst, Unsicherheit. Steht er etwa am Abgrund? Ich malte den Boden, die Wiese, und wurde dabei wieder ruhiger. Mir wurde bewusst: Es ist meine Sorge. Ich muss ihn lassen. Das Bild war fertig. Ruhig steht er da und schaut in die Ferne. Ich muss nicht wissen, was er sieht, er ist erwachsen. Ich darf vertrauen! – Einfach vertrauen."

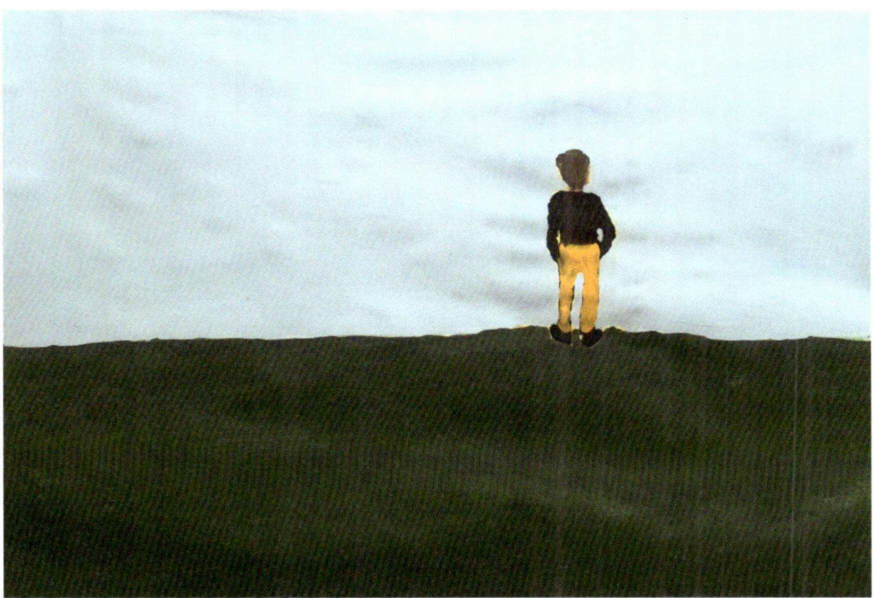

An diesem Beispiel wird deutlich, wie sehr mögliche Interpretationen unser Denken, unsere Gefühle bestimmen. Steht er am Abgrund? Nein, er schaut einfach in die Weite. Iris hat über das Malen dieses Bildes Vertrauen gefunden. Vertrauen ist immer ein Risiko und eine Frage der Sicht auf eine Situation.

Die Bilder in der Personenorientierten Maltherapie sind eigenständige Wesen, sie sind wie Kinder. So wie Kinder von Müttern geboren werden, stammen sie zwar von den Malenden, sie werden gewissermaßen von den Malenden geboren, sie sind aber nicht die Malenden selber. Die Bilder haben zwar etwas mit den Malenden zu tun, vom Inhalt der Bilder dürfen aber keine direkten Rückschlüsse auf die Malenden gezogen werden.

Die Bilder, diese eigenständigen Wesen, wollen gemalt werden. Und sie wollen so gemalt werden, wie *sie* es wollen. Während des Malens entsteht ein Dialog zwischen Bild und Malenden. Das Schwierige an diesem Dialog ist, dass die Bilder uns Dinge vermitteln, die wir noch nicht wissen. Wie in aller Welt soll man malen, was man nicht weiß?

Gerade das aber ist der springende Punkt. Jedes Bild, auf dem das dargestellt ist, was man weiß, ist Ausdruck dessen, was man weiß: „Ich male einen roten Punkt. Der Punkt bin ich, und das Rot bedeutet, dass ich gerade wütend bin.“ Damit wird eine Bestätigung dessen geschaffen, was gewusst ist: „Ich bin wütend.“ Dem Gehirn wird dieses Bild eingeprägt, und dies wiederum bewirkt, dass die Wut lange anhält, denn das Gehirn reagiert stärker mit Erinnerung, wenn ein Gedanke („Ich bin wütend“) mit einem Bild (roter Punkt) verbunden wird.

Was wird zuerst gemalt?

Jenny begann mit Türkis, und es entstand die Form eines über Eck stehenden Quadrates. Jenny sah das auch sogleich und ein wenig mürrisch. Nachdem auch der Maltherapeutin dieses Quadrat sofort aufgefallen war, ließ sie sich auf den Vorschlag des Bildes ein. Es half, dass Jenny eine geübte Malerin war und wusste, dass es aufschlussreich für sie werden konnte, wenn sie dem Vorschlag des Bildes folgte. Sie wusste auch, dass dies immer wieder entsprechende Widerstände auslösen kann.

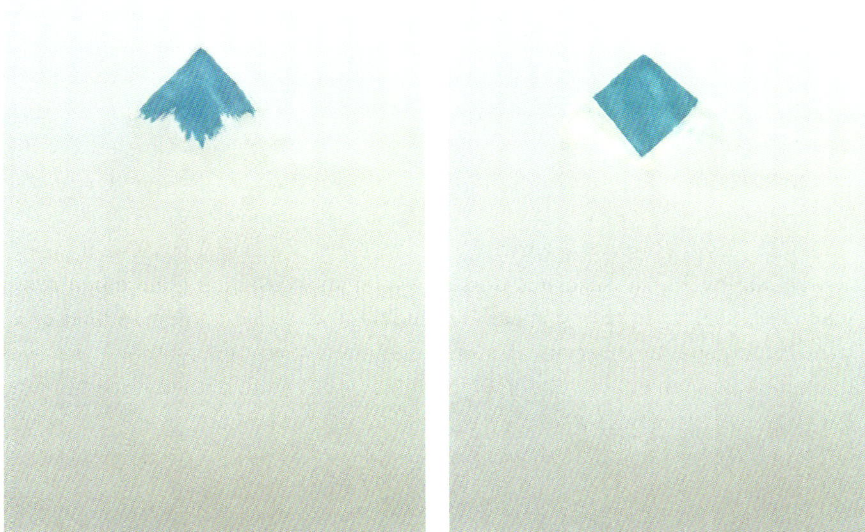

Dieser Widerstand, das zu malen, was sich da so rasch und einfach zeigte, blieb aber so stark, dass Jenny versuchte, nicht ein einfaches, sondern ein besonderes Quadrat zu malen.

„Hast du ein solches leicht verzerrtes Quadrat oder ein ganz gewöhnliches Quadrat gesehen?“, fragte die Maltherapeutin. Lachend und ein bisschen ärgerlich gestand Jenny, selbstverständlich ein ganz normales Quadrat gesehen zu haben. Und sie spürte gleichzeitig, dass es „nur“ das war, nicht mehr und nicht weniger.

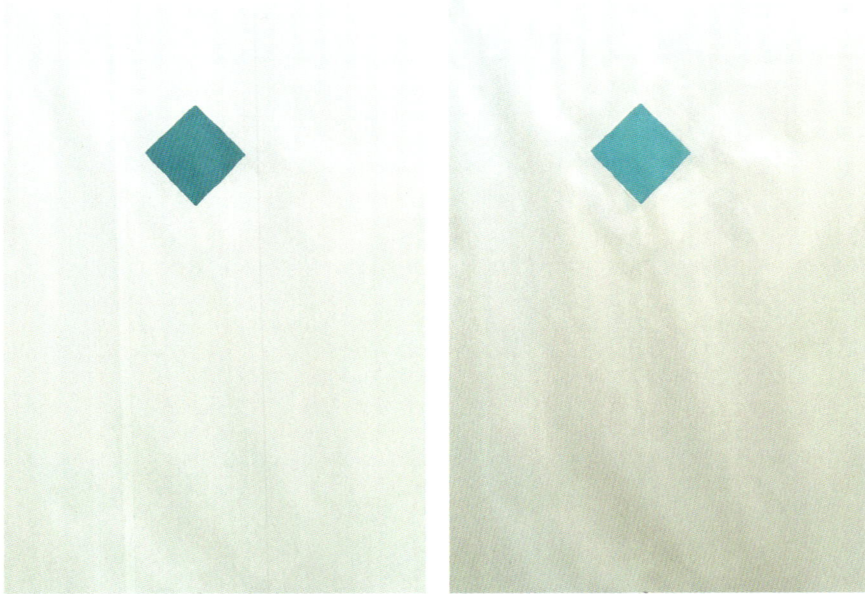

Und dass der Hintergrund einfach weiß werden musste, damit das einfache Quadrat als ein einfaches Quadrat gewürdigt wird. Und sie wusste nicht, was es zu bedeuten hatte, aber sie spürte, dass es so richtig war.

Die Abfolge der entstehenden Elemente

Ein Bild entsteht wie eine Pflanze aus einem Kern, aus einem Samen heraus. Von dort entfaltet es sich, zeigt es sich. Nach dem ersten Farbfleck wird die nächste Farbe immer an eine schon bestehende Farbe angefügt.

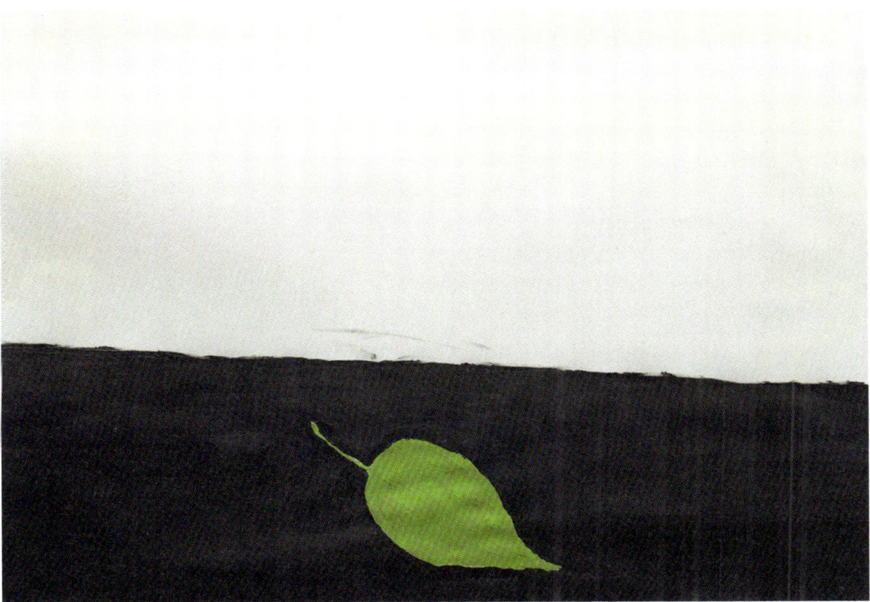

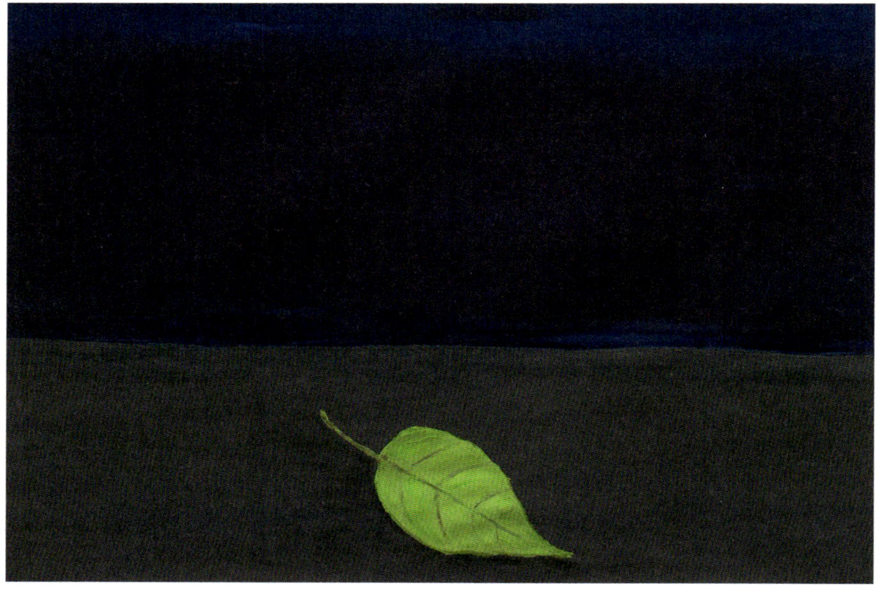

Während des Bildaufbaus nichts übermalen
Farben werden nebeneinandergesetzt, und nichts wird übermalt, bis das Bild so weit gediehen ist, dass seine Einzigartigkeit deutlich wird. Dann lässt sich weiter entscheiden, ob da oder dort noch etwas verändert werden muss.

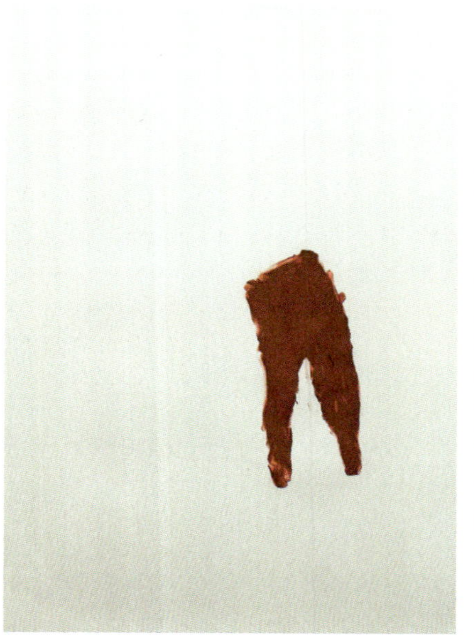

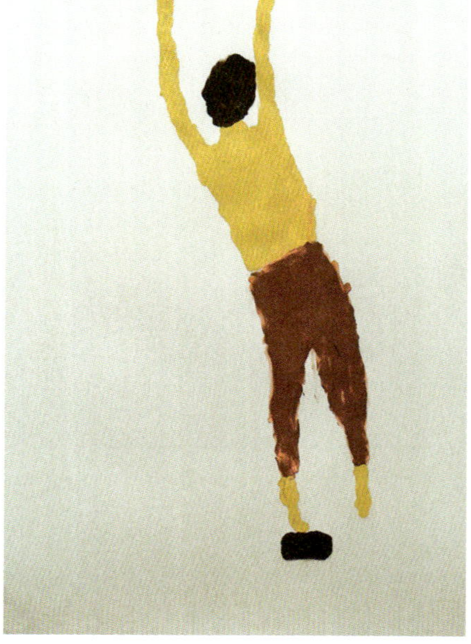

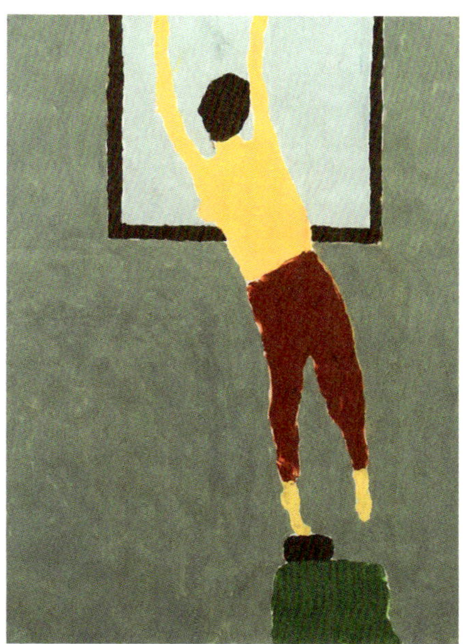

Die Farben deckend auftragen

In der Personenorientierten Maltherapie wird mit gut deckenden, hochwertigen Gouachefarben gemalt. Weiß gemalt verdeutlicht, dass dort Weiß ist, während nicht bemalte Stellen auf Leere hinweisen. Weiß gemalt ist deutlich bestimmt, während leer gelassen die Stelle des Bildes unentschieden offen lässt. Das, was Weiß gemalt ist, versteht das Gehirn, Leere dagegen kann es nicht erfassen.

Was nicht gemalt ist, ist nicht gemalt.

Die realistischen Eigenschaften des Gemalten respektieren

Wir achten darauf, ob das Dargestellte in seinen Größenverhältnissen zueinander realistisch ist und ob die Farben der Normalität entsprechen. Bilder wirken viel klarer, wenn das, was zwar in der Phantasie gesehen werden kann, auch tatsächlich „realistisch" dargestellt ist.

Katharina hatte Wasser gemalt. In der hellen Fläche war ein dunkler Fleck entstanden. Sofort sah sie das Boot. Es erschien ihr zuerst nicht sinnvoll, es noch „richtig" zu malen. Sie sah es ja bereits. Dann ließ sie sich auf den Vorschlag ein, das Boot „richtig" zu malen.

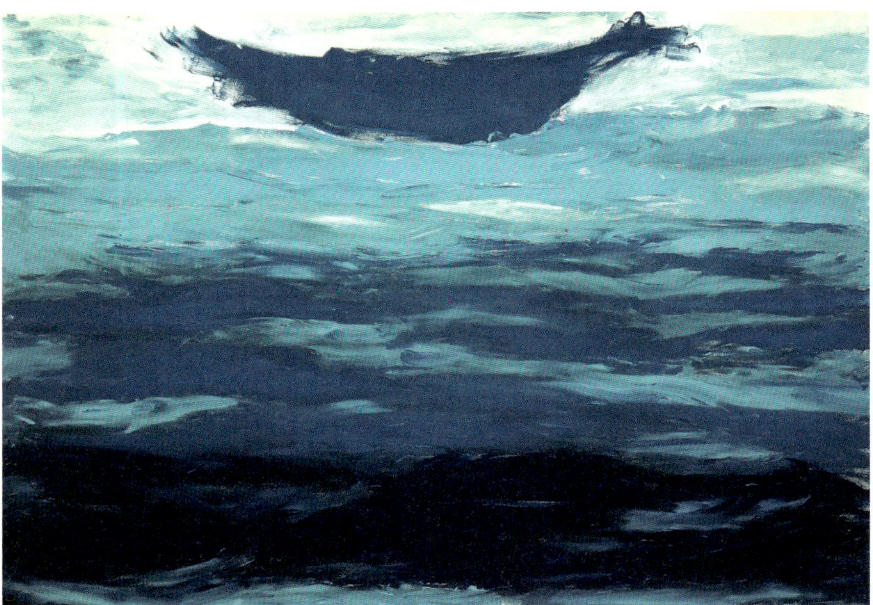

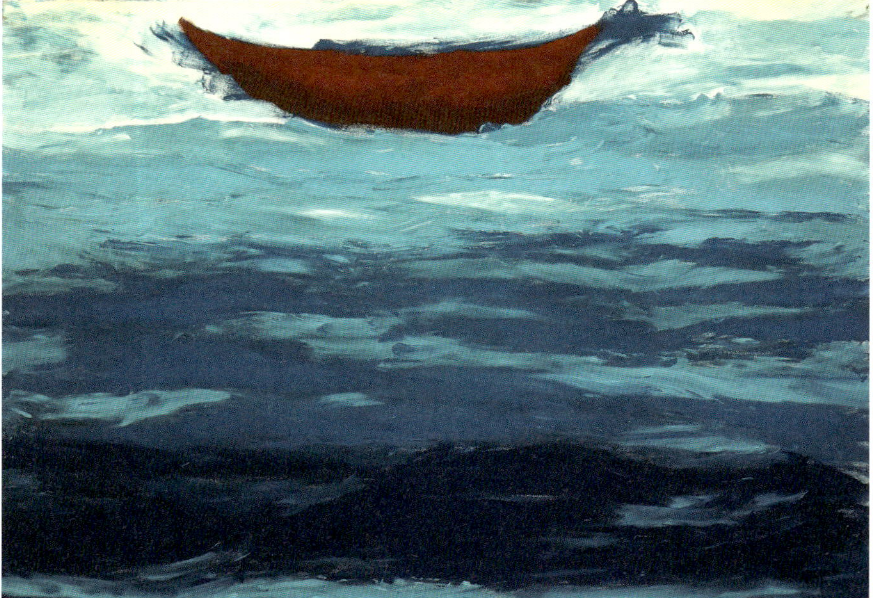

Und war dann überrascht von der Wirkung des jetzt deutlich und eindeutig zu erkennenden Bootes.

Was zu viel ist und was zu wenig

Laura malte mit großem Vergnügen einen Wald. Die Bäume wuchsen, es entstand ein lichter Blätterwald.

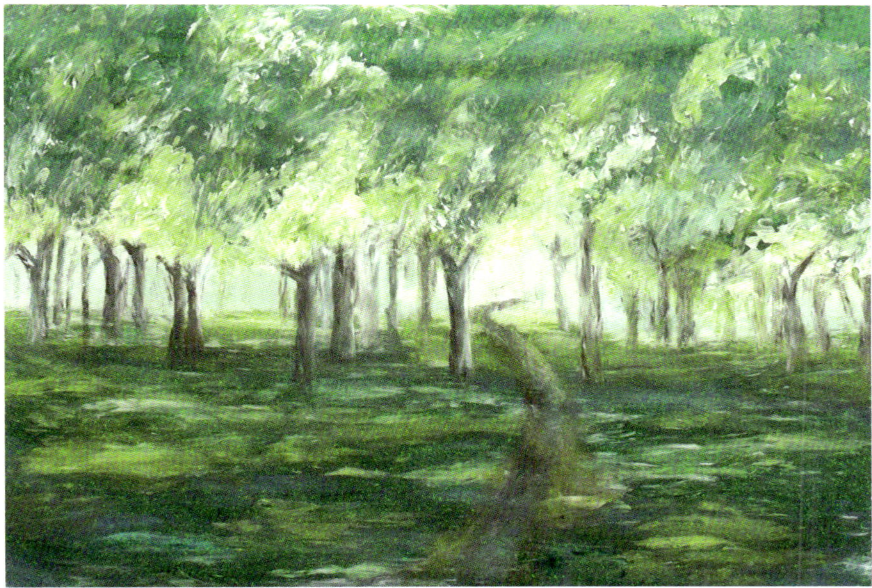

Laura war überzeugt, dass ein Weg durch den Wald führen muss, und malte diesen, ohne lange zu überlegen. Es war für sie keine Frage – hier brauchte es einen Weg durch den Wald. Ihre Maltherapeutin fragte sich allerdings, ob das dem Bild nicht die einfache Selbstverständlichkeit nahm. Sie fragte nach, und Laura wurde sich augenblicklich bewusst, dass sie sich diesen Weg ausgedacht hatte; sie hatte gedacht, dass es doch jetzt wichtig wäre, dass da ein Weg hindurchführe. Laura spürte, wie sie nicht mehr auf das Bild geachtet hatte, sondern ihre Vorstellung vom Weg und von den Gedanken dahinter hatte illustrieren wollen. Als sie den Weg wieder übermalt hatte, fühlte sie sich frei und sehr zufrieden.

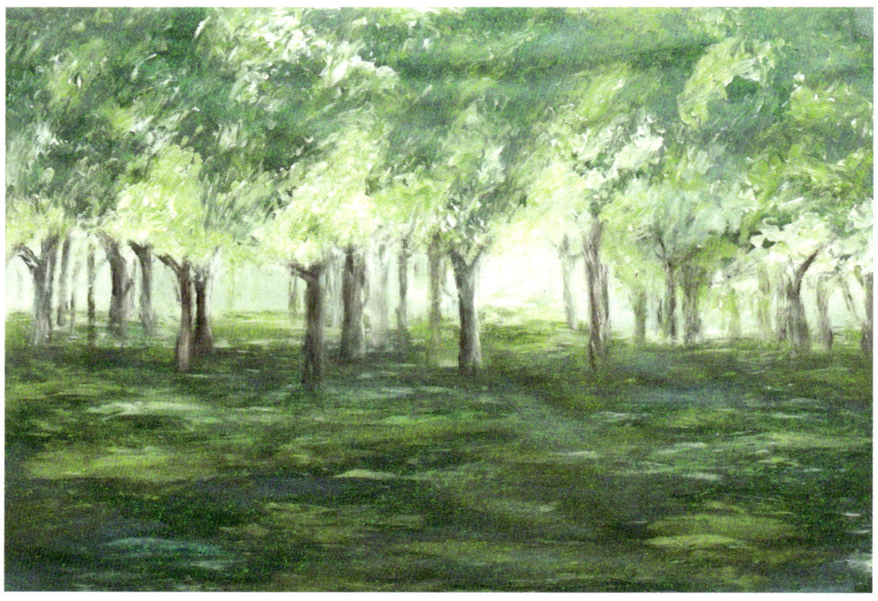

Wann ist das Bild fertig?

Marc wollte, dass die Energie auf diesem Bild noch stärker zum Ausdruck kommt, und malte die gelben Spritzer.

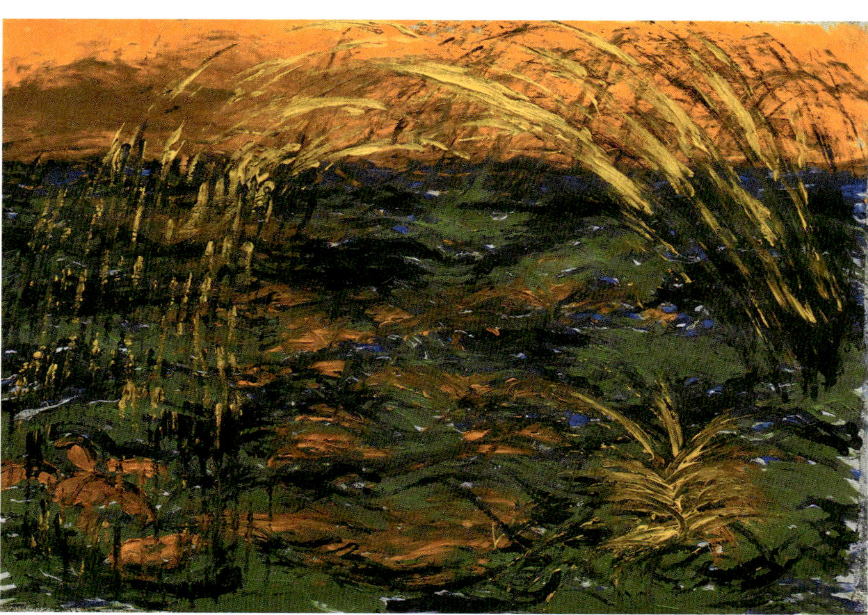

Als die Maltherapeutin ihn fragte, wo er mehr von seiner Energie spüre, mit oder ohne die gelben Spritzer, stellte er fest, dass das Bild viel stärker war ohne das Gelb. Dennoch konnte er es nicht lassen, doch noch einige schwarze, weniger auffällige Spritzer zu malen. Das musste doch einfach spritzen!

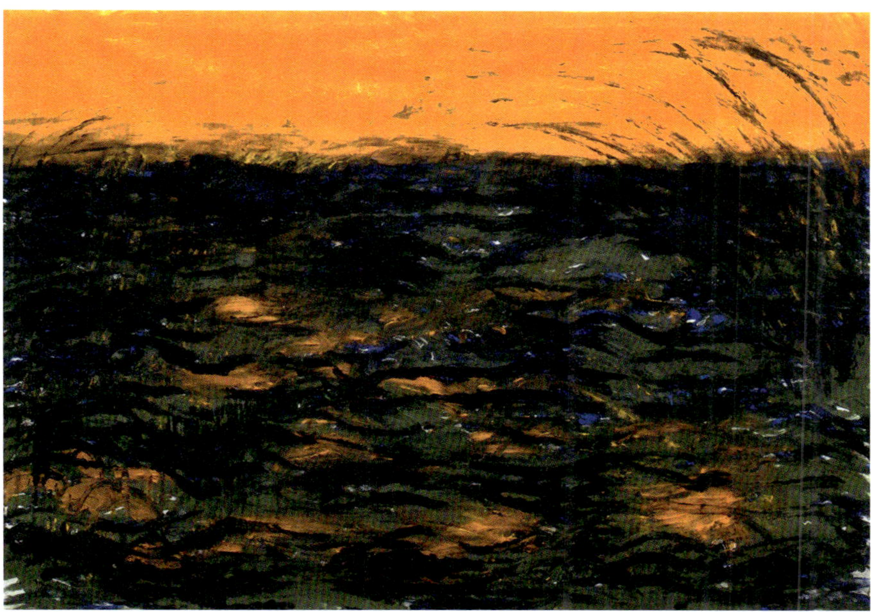

Nachdem die Spritzer wieder gemalt worden waren, erkannte Marc, dass sie doch vom starken Eindruck des Bildes ablenkten. Immer wieder passierte es ihm, und das erkannte er jetzt, dass er nicht aufhören konnte und damit häufig Dinge verschlechterte.
Er übermalte die Spritzer und konnte das Bild für seine Stärke würdigen.

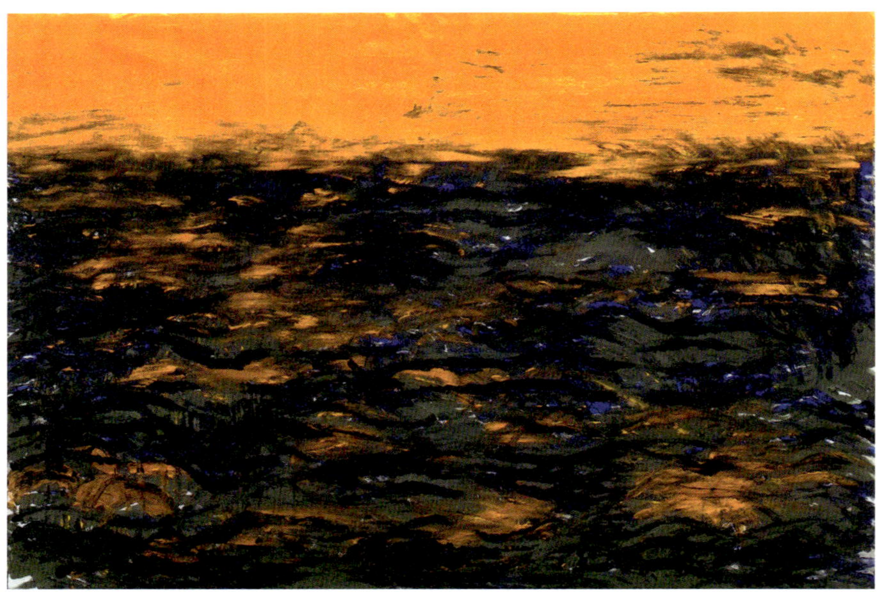

Solche Prozesse des Schwankens, des Hin und Her, sind enorm wichtig in Bezug auf die Einsicht in das alltägliche Verhalten. Mit der Technik der deckenden Farben lässt sich genau das ausprobieren und lernen: Was braucht es, und was braucht es eben gerade nicht? Das Ausprobieren ist risikolos möglich, alles kann wiederhergestellt werden.

Die Bedeutsamkeit des Hintergrundes

Natalie malte das Porträt ihres Mannes mit viel Freude und Hingabe. Sie spürte dadurch ihre tiefe Verbundenheit mit ihm. Dazu wollte sie ihm einen speziellen Hintergrund „geben". Sie testete auf dem Bild zuerst ein Orange, ein helleres Orange und Hellblau.

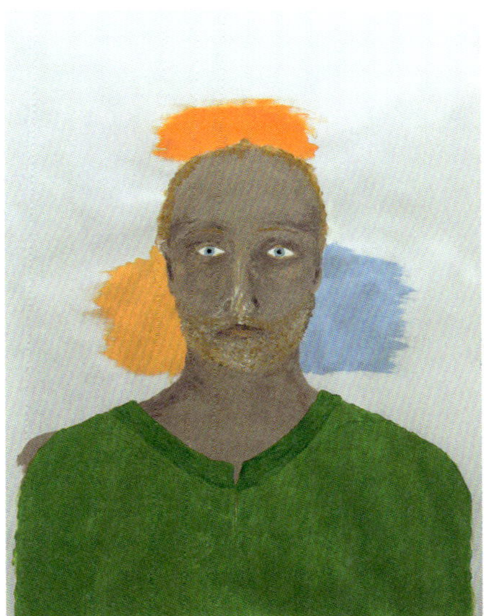

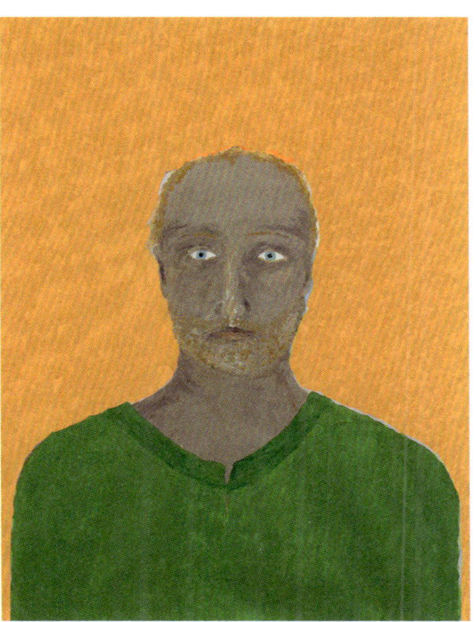

Sie entschied sich für das hellere Orange, weil er diese Farbe mochte und sie dachte, dass ihn dies stärken würde.

Als der Hintergrund vollständig orange gemalt war, musste Natalie aber feststellen, dass diese Farbe die Aufmerksamkeit zu sehr auf den Hintergrund zog und damit fort vom Porträt. Der Hintergrund erfüllte seine Aufgabe nicht, den Vordergrund zu stärken, und er musste übermalt werden.

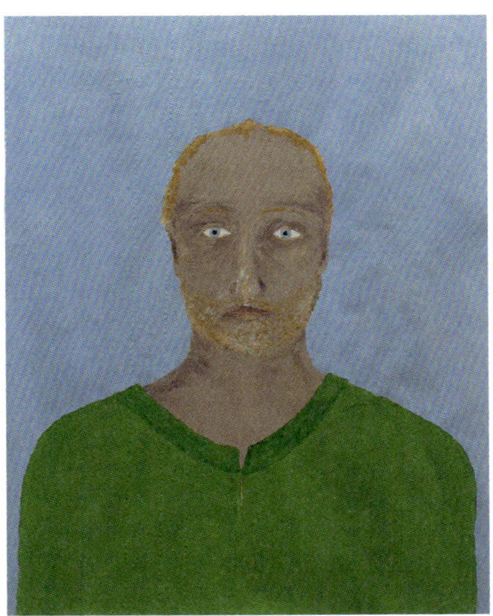

Beobachten

Wenn wir unsere Probleme auf der Ebene, auf der wir sie geschaffen haben, lösen könnten, wären unsere Probleme gelöst. Sie sind es aber nicht.
Wir brauchen eine andere Ebene, die Ebene der Beobachtung. Beobachtung heißt genau das: beobachten.
Wir wissen aus der Quantenphysik, dass Beobachten bereits Beteiligung am Geschehen ist. Allerdings ist es ein Beteiligtsein, ohne den Verstand zu bemühen, es ist ein wohlwollendes Dabeisein.

Was heißt beobachten?
Wir sind gewohnt, uns zu beobachten, und gleichzeitig kommentieren wir, was wir sehen: „Das genügt nicht, schau doch mal, wie es die anderen machen. Schon wieder falsch! Immer noch nicht verstanden!"
Wir beobachten nicht nur, wir geben immer unseren negativen Kommentar dazu.
Wenn wir malen, geschieht dasselbe: Wir malen und kommentieren kritisch: „Das ist langweilig, das habe ich schon einmal gemacht, das passt nicht, heute bin ich anders gestimmt, das ist zu wild, zu groß, falsch."
Für uns als Maltherapeutinnen und -therapeuten ist das wohlwollende Beobachten unsere Grundhaltung: keine eigene Meinung haben und schauen, was da vor sich geht. Dabei beobachten wir nicht nur die Malenden und das Bild, sondern auch uns selbst. Was für Gefühle, Gedanken, Bilder entstehen in mir, während ich die Malenden beobachte?
Immer wieder stellt sich die Frage, ob das, was in mir geschieht, mit mir oder aber mit den Malenden etwas zu tun hat. Ist es möglich, erlaubt, auf die eigenen Gefühle und Gedanken zu vertrauen? Stimmt das, was mir in den Sinn kommt? Darf ich es sagen? Muss ich vorher fragen, ob ich etwas sagen darf? Was, wenn es falsch ist?
Wenn wir wirklich beobachten, kann nie etwas falsch sein, weil keine bewertende Meinung dazu entsteht.
All diese Fragen entstammen der Ebene, auf der die Probleme ursprünglich entstanden sind, nicht der Ebene, in der es keine Ansichten und damit keine Fehler gibt, sondern nur offene Fragen.
Was ich beobachte, hat immer mit mir zu tun, aber immer auch mit den Malenden.
Die Beobachtung ist die Grundlage für die Intervention während des Malens, wir haben nichts anderes zur Verfügung. Es geht darum, dieses wunderbare Instrumentarium mit der Zeit immer mehr zu verfeinern, zu schärfen.

4.1.3 Die Prozessebene

Wir gehen davon aus, dass man ein Bild auf die gleiche Weise malt, wie man das Leben lebt. Auf der Prozessebene richtet sich die Beobachtung also genau auf die Art und Weise, wie ein Bild gemalt wird, und auch darauf, was körperlich an den Malenden sichtbar wird.

Sichtbar wird dieser Prozess in den Handlungen der Malenden: den Handlungen am Bild, aber auch den Handlungen beim Eintreten ins Atelier, beim Wählen der Farbe, beim Auftragen von Farbe auf das Papier, bei der Wahl der nächsten Stelle zum Malen, beim Reagieren auf Interventionen.

Wir achten auf den Körper der Malenden: Atem, Farbveränderungen der Haut, Laute, Körperhaltung, Bewegung und Starre.

Olga gab sich malend dem hin, was auf dem Bild entstand. Dann hörte sie plötzlich auf zu malen und ging einige Schritte nach hinten, in Distanz zum Bild.

Auf die Frage der Maltherapeutin, was denn jetzt passiert sei, antwortete sie, dass in ihrem Leben zurzeit viel los sei und sie sich nicht mehr gut konzentrieren könne. Überall müsse sie schauen und helfen, zu Hause und im Beruf, und es wachse ihr alles über den Kopf. Die Maltherapeutin verstand die schwierige Situation und fragte dann, wie das Bild denn jetzt sei. Olga fand die Form zu groß und wusste nicht, was das sollte. Die Maltherapeutin bat sie, einfach mit einer neuen Farbe am Rand der ersten Form weiterzumalen und nicht zu versuchen, zu wissen, was es ist. Olga wählte Magenta als nächste Farbe und malte weiter.

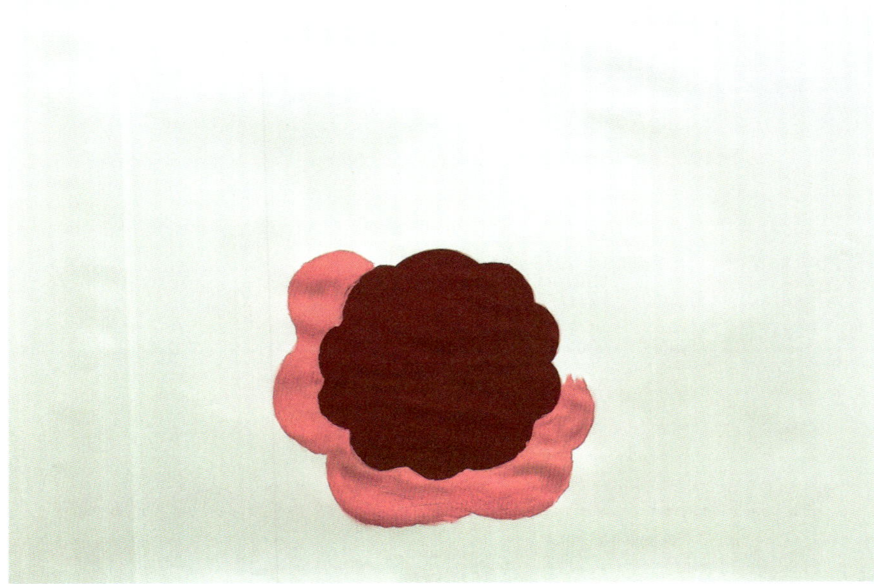

Mit dieser Farbe fühlte sich Olga noch schlechter. „Darf ich eine Regel brechen?“
In der Personenorientierten Maltherapie wird meistens darauf geachtet, dass das, was gemalt ist, bleibt. Die Maltherapeutin unterstützte Olga, sich nicht an die Regel zu halten, sondern eine andere Farbe auszuprobieren. Olga wählte Hellgrün.

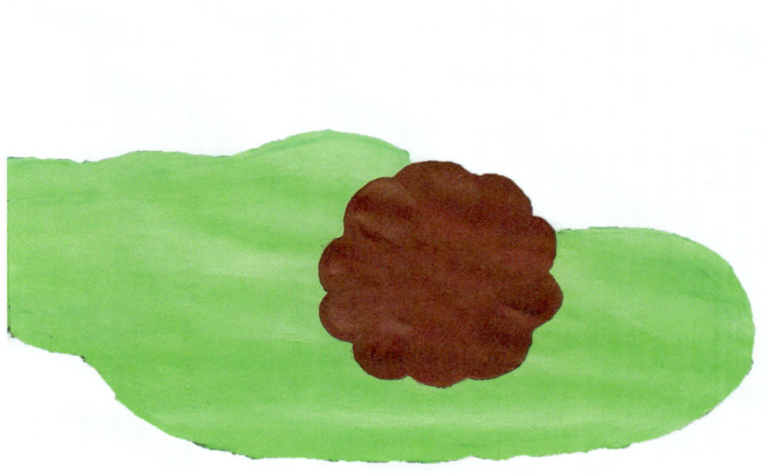

Das passte besser, aber Olga wusste noch immer nicht, was es soll. Im Gespräch mit der Maltherapeutin konnte Olga mit Möglichkeiten spielen und entschied sich dann, Dunkelblau um das Grün herum zu malen.

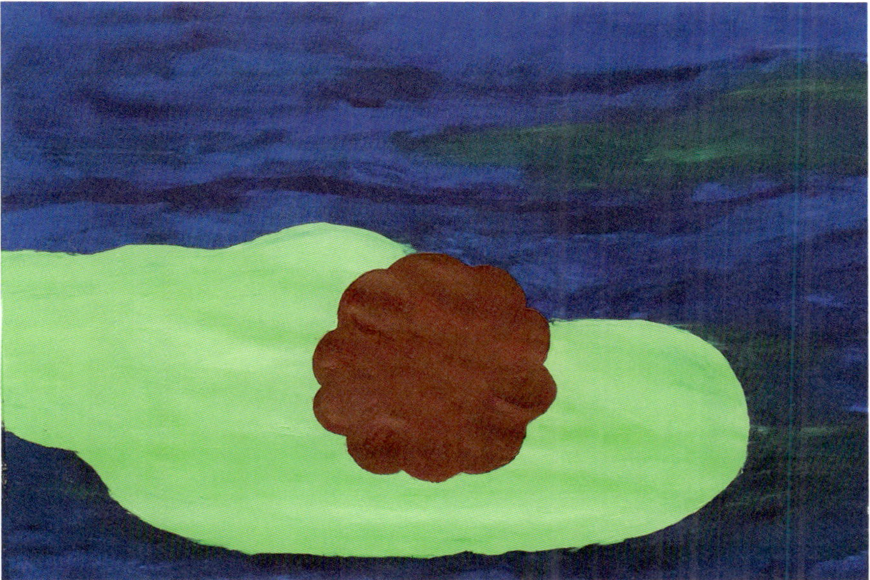

Im Gespräch mit der Maltherapeutin erkannte Olga eine Seerose. Die Blume brauchte noch die Staubfäden und eventuell weitere Farben.

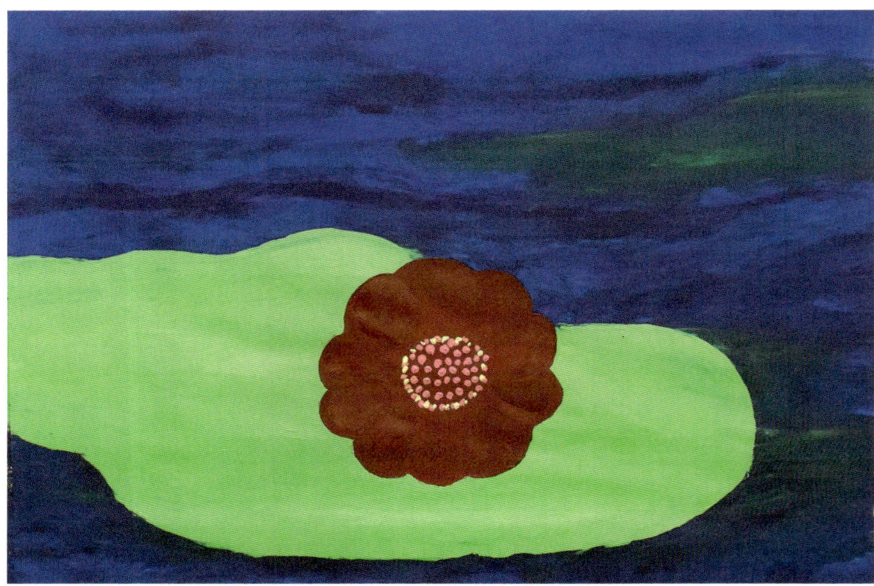

Nun war das Bild fertig, und Olga war zufrieden und berührt. Die Belastung von „viel los“ war nicht mehr spürbar. Die Maltherapeutin fragte Olga, ob sie sich vielleicht auch in ihrer Situation, in der sie alles als zu viel erlebte, nicht getraute, Regeln – die eigenen inneren und die äußeren – einmal zu brechen, so wie sie das im Prozess dieser Bildentstehung auch nicht von sich aus getan hätte. Olga schaute sich die Situation an und sagte, ja, das würde sie sich nicht getrauen. Zusammen schauten die Maltherapeutin und die Malende an, in welchen Momenten ein neues Verhalten nützen würde. Olga fand einige und setzte sie auch um. In der nächsten Stunde erzählte sie von ihrem diesbezüglichen Erfolg, und die Belastung war bleibend gesunken.

Wir gehen davon aus, dass ein Bild in einem ununterbrochenen Fluss gemalt werden kann, wenn nicht Gefühle und Gedanken diesen Fluss unterbrechen. Da Maltherapeutinnen und -therapeuten jedoch Gefühle und Gedanken nicht direkt erfahren können, orientieren sie sich an den Handlungen, die von solchen Gefühlen und Gedanken ausgelöst werden.

Schon bei Beginn des Malprozesses zeigt sich oft die ganze Palette von Geboten und Verboten der Malenden. Die rechte Hirnhälfte stellt uns weitgehend unsere kreativen, aber auch unkontrollierten Möglichkeiten zur Verfügung. Sie sind schnell und sofort da: „Ich nehme Rot." Die linke Hirnhälfte kontrolliert, welche Impulse von rechts kommen, und unterdrückt, was auf irgendeine Weise nicht in Ordnung scheint: „Nicht Rot. Rot ist aggressiv, und aggressiv sein ist schlecht." Dieser Vorgang braucht etwas Zeit, und so können die Maltherapeutinnen und -therapeuten zum Beispiel eine leichte zeitliche Verzögerung beim Malen bemerken, wenn ein solches Verbot eingetroffen ist. Die Malende wählt nach der Verzögerung zum Beispiel Grün.

Egal, ob sich die Malenden etwas Bestimmtes vorgenommen haben oder nicht, kurze Zeit nach Beginn des Malens entsteht etwas, das die Malenden so nicht beabsichtigt haben und das sie sofort als „Fehler" bewerten. Dann wird unmittelbar korrigiert. Da vor dem Übermalen der störenden Stelle ein Moment des Zögerns, die Wahl einer neuen Farbe, ein Wegtreten vom Bild, ein Seufzer auftritt, hat die Maltherapeutin, der Maltherapeut meistens die Möglichkeit, in diesem Moment zu intervenieren. Die Antwort auf die Frage „Was stört dich?" informiert die Maltherapeutin, den Maltherapeuten, worum es geht. Meistens geht es nur darum, dass das Gemalte nicht gefällt, dass die Malenden es sich anders vorgestellt hatten. Da Neues eben neu ist und darum nicht gefallen kann, muss es unterstützt werden. „Könntest du dir vorstellen, das Gemalte für einen Moment so zu belassen und einfach weiterzumalen?" Intensiv beobachtend begleitet die Maltherapeutin, der Maltherapeut die weiteren Schritte auf dem Bild.

Jedes Bild beginnt an einem Punkt mit einer Farbe auf einem Blatt Papier. Diesen ersten Punkt zu setzen, ist für die Malenden oft eine große Herausforderung. Und wenn die erste Form da ist, hat auch die innere Kritik aufgeholt. Diese nimmt man entsprechend ernst, und dann kommt eine gute Idee, zum Beispiel: „Ich nehme lieber eine andere Farbe und male auf der anderen Seite des Malblattes etwas anderes, etwas Besseres." Um herauszufinden, was gedacht worden ist, fragen wir: „Was hast du gedacht, gerade bevor du beschlossen hast, die neue Farbe dort zu malen?" Die übliche Antwort ist: „Nichts." Wenn man jedoch liebevoll stur nachfragt, erinnern sich die Malenden, dass sie gedacht haben: „Das ist zu groß, zu klein, das wird nichts ..." Die Tatsache, dass die begonnene Form verlassen wurde, zeigt, dass sich ein bewertender Gedanke gemeldet hat – der innere Kritiker. Und dieser ist von Angst gesteuert. Dann ist gemeinsam genau zu prüfen, was diese Angst auslöste. Indem wir nun versuchen, auf diese nicht zu reagieren, unterstützen wir neue Möglichkeiten, mit der inneren Kritik umzugehen.

Wenn sich der Rhythmus beim Malen plötzlich ändert, wenn plötzlich viel schneller oder viel langsamer gemalt oder mit dem Malen aufgehört wird, merken das die Maltherapeutinnen und -therapeuten oft an der Veränderung des Malgeräusches im Atelier. Eine Gruppe, die malt, erzeugt ein stetiges Malgeräusch, das dem Geräusch eines gut geölten Motors gleicht. Wenn es plötzlich an einer Stelle lauter wird, ist das eine Aufforderung, zu schauen, was passiert ist. Die Frage ist dieselbe: „Was hast du gedacht, gerade bevor du schneller gemalt hast?“

Wenn die Malbewegungen schnell und routinemäßig erfolgen oder wenn in einem schnellen Hin und Her oder in einer schnellen Kreisbewegung gemalt wird, kann kein tiefer Bezug zum Bild aufgebaut werden. Aber auch schleichendes, zu langsames Malen verhindert diesen Bezug. Die optimale Bewegung ist sorgfältig fließend und setzt nach jeder Bewegung in eine Richtung ab, um zu schauen und zu spüren, wo die nächste Bewegung anzusetzen ist und in welche Richtung sie gehen muss.

Manchmal ist es nötig, das Bild aus größerer Distanz zu betrachten, um den Gesamteindruck besser zu sehen. Das ist normal. Dennoch unterbricht jede Distanz zum Bild den Malfluss. Es ist häufig angebracht, in diesem Moment zu fragen: „Wie geht es jetzt?“

Genau wie das Bild gibt auch der Körper der Malenden präzise Zeichen in Bezug auf das, was innerlich beim Malen in den Malenden vor sich geht. Angespannte Schultern, plötzliches Einfallen des ganzen Körpers, flacher Atem, seufzen, räuspern, husten, reden ebenso wie der Tonfall beim Reden oder die Rötung der Haut vermitteln einen Zustand oder eine Zustandsveränderung der Malenden. Diese Zeichen beobachten wir und beantworten sie angemessen mit einer Intervention: „Was ist jetzt gerade passiert?“ – „Achte auf deine Atmung.“

Ein weiteres großes Hindernis, ungehemmt das zu malen, was entstehen will, ist die Identifikation mit dem, was man malt. Nicht die Form ist dann klein, plump, hervorstechend, unharmonisch, sondern die Malenden sehen sich selber so. Identifikation mit dem Bild hindert die Malenden, frei zu gestalten; es kommt zu einer Blockierung dessen, was außerdem noch möglich ist. So wird zum Beispiel krampfhaft versucht, den Fluss doch noch etwas bewegter zu malen, wenn man sich mit ihm identifiziert und der Meinung ist, dass man als Fluss doch lebendiger sein sollte als dieses ruhige Gewässer, welches da entstanden ist. Diese Art, das eigene Bild zu interpretieren, gilt es immer wieder infrage zu stellen: „Du bist nicht das Bild, das Bild ist nicht du. Male weiter und achte auf Farben und Formen und auf das Auftragen von Farbe auf Papier.“

Claudia hatte mit den bunten Halbbögen begonnen, welche sie an den Federschmuck eines Vogels erinnerten.

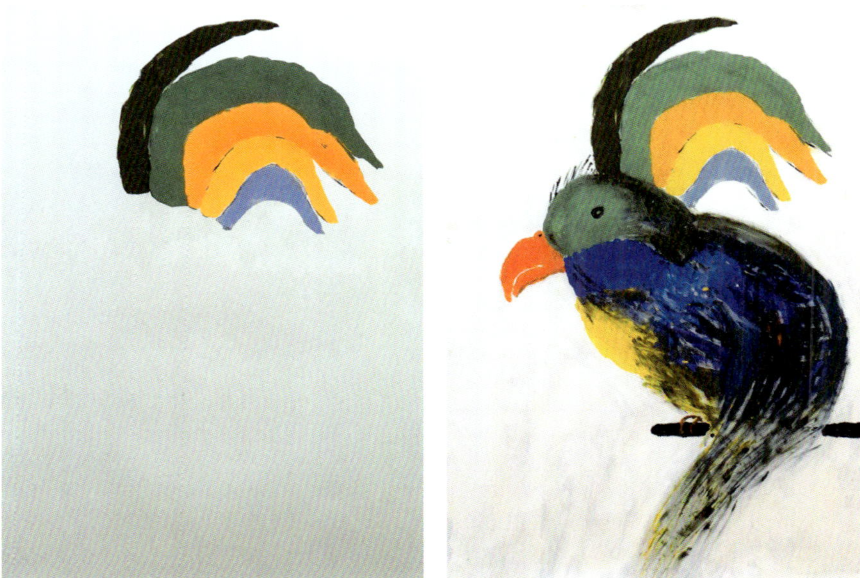

Als dann der Vogel gemalt war, sah sie, dass die übergroßen Federn nicht zum Vogel passen wollten. Es fiel Claudia schwer, sich von „ihren" Federn zu trennen. Sie identifizierte sich mit dem Vogel, und die Identifikation mit dem außergewöhnlichen Kopfschmuck wertete sie auf.

Doch Claudia entschied sich, wenn auch schweren Herzens, die schönen, großen Federn zu übermalen. Danach fühlte sie sich sehr erleichtert.

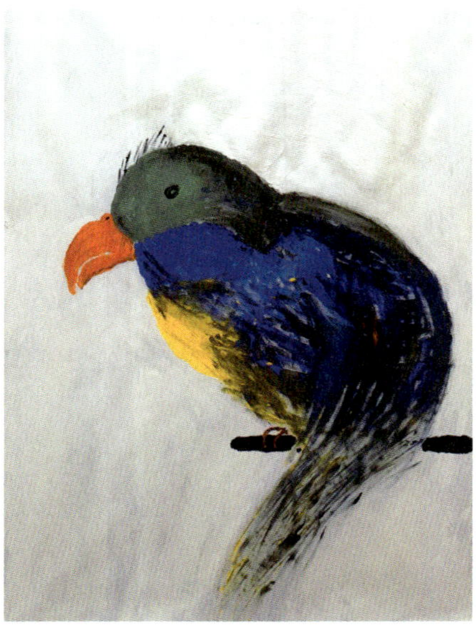

In der darauffolgenden Malsequenz entschied sich Claudia, auch die Schwanzfedern noch in Ordnung zu bringen. Dies wurde durch Anhängen eines Streifens Papier auf der rechten Seite möglich. Jetzt war das Bild fertig.

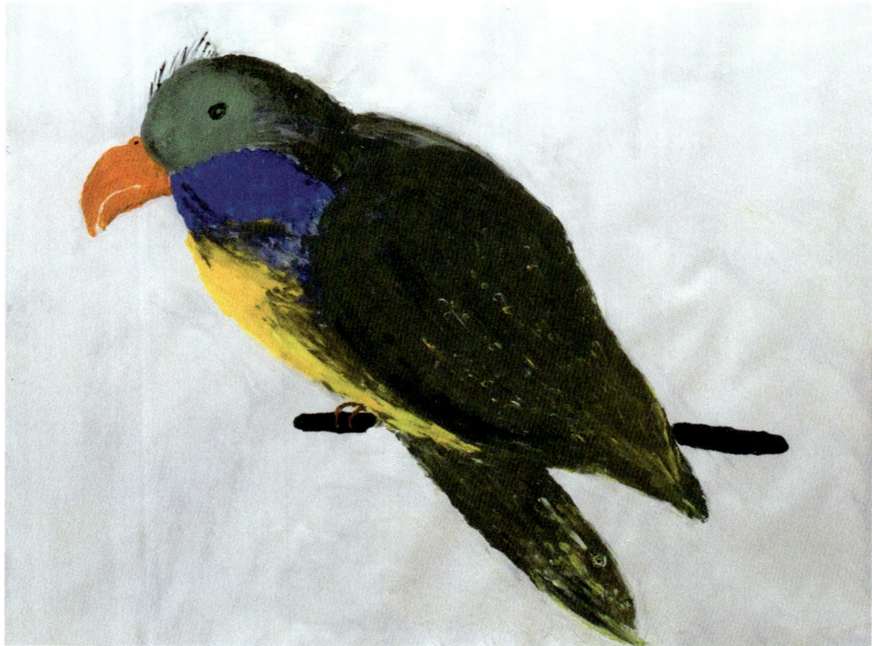

Beim Malen hören wir das Wertesystem über vergleichende Aussagen: „Das ist zu klein, zu plump ...", „Das ist falsch". Das Wörtlein „zu" oder „falsch" zeigt immer auf, dass im Hintergrund eine andere, idealere Vorstellung oder Regel herrscht. Dass etwas nicht richtig ist, kann man nur erkennen, wenn man eine Vorstellung davon hat, was denn richtig wäre. Hier gilt es ebenfalls, das Bild zu unterstützen und die Form so zu belassen, wie sie ist. Wertesysteme werden nicht leicht aufgegeben. Wertesysteme sind Gewohnheiten. Sie sind zäh und lassen sich nur durch ständiges Aufmerksammachen langsam verändern.

Die Interventionen auf der Prozessebene trainieren die Malenden, damit aufzuhören, gegen sich zu sein. Langsam endet der innere Krieg.

Ausgesetzt
Immer wieder begegnen wir Umständen, die weder vorhersehbar noch angenehm sind. Vorsorge und Schutz reichen nicht dafür, diese zu verhindern. Gefesselt in den eigenen Gedanken gibt es keinen Ausweg. Das Gefühl wird vermieden.

Beim Malen treten die Umstände in den Hintergrund, im Vordergrund stehen Farbe und Papier. Auch beim Malen reichen Vorsorge und Schutz nicht, es ist unmittelbar. Langsames Streichen und Drücken schafft unmittelbaren Kontakt zum Gefühl, das sich zu einer Form ausdehnt, es schafft sich Platz. Das wahre Gefühl trägt keine Meinung in sich und lässt den Umstand in Ruhe. In dieser Ruhe findet sich ohne Anstrengung die Lösung.

Personenorientierte Maltherapie schafft neue Perspektiven.

4.2 Die Wandlungsphasen

Innerhalb der Personenorientierten Maltherapie gibt es verschiedene Orientierungshilfen, so die Grundeinstellungen, die Gefühlskette und die drei Ebenen. Diese Orientierungsinstrumente beziehen sich auf das Begleiten beim Malen eines Bildes. Die Wandlungsphasen dagegen bieten eine Orientierung sowohl im Ablauf einer Bildentstehung als auch im Ablauf der Maltherapie mit einer Person. Sie sind Markierungen auf diesem Weg, welche die Maltherapeutinnen und -therapeuten erkennen und nach denen sie sich beim Intervenieren richten können. Die Anregung zur Unterscheidung dieser Wandlungsphasen stammt von Frank-M. Staemmler und Werner Bock.[13] Ihre Theorie vom Aufgeben von Illusionen ist eine wichtige Ergänzung zu unseren theoretischen Ansichten. Wir haben die Benennung der fünf Phasen unserer eigenen Sprache angepasst und

13 Frank-M. Staemmler & Werner Bock: *Ganzheitliche Veränderung in der Gestalttherapie.* Wuppertal: Peter Hammer, 2004.

die einzelnen Phasen mit Zeichen aus den Quellen der Kindermalerei versehen.[14] Die Phasen sind:

- Kontrolle
- Unentschiedenheit
- Verwirrung
- Eigenverantwortung
- Vertrauen.

Diese Wandlungsphasen sind innere Prozesse – Prozesse, die in der Macht der eigenen Person liegen und nicht von außen bewirkt werden können. Wichtig ist, wie immer, dass jede Phase auch ausgekostet wird. Es geht nicht darum, möglichst schnell in eine nächste Phase zu gelangen. Obwohl die Interventionen die Illusionen immer wieder aufzeigen, darf es keinen Druck zur Veränderung geben. Gerade darum ist das Malen so wichtig. Wenn ihm selber gestaltete Bilder zur Verfügung stehen, lernt unser Gehirn viel gründlicher. Wie die Urformen der Malerei sind auch die Wandlungsphasen strukturelle Eigenschaften des Bildes und nicht inhaltliche.

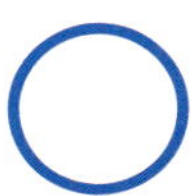

4.2.1 Kontrolle

Wenn ein Problem auftaucht, wird sofort nach einer Kontrolle über dieses Problem gesucht. Das vorherrschende Gefühl ist Wut (Ärger, Zorn, Gereiztheit, Indignation, Empörung, Entrüstung, Neid, Eifersucht, Schuldgefühle und viele weitere Varianten). Es wird davon ausgegangen, dass das Gegenüber gegen mich ist, und sofort wird eine Maßnahme in Form einer Handlung eingeleitet. „Ich muss Grenzen setzen!" Die erste Form der Handlung ist ein Gedanke: „Du bist gegen mich." Die Auswirkung dieses Gedankens ist Trotz: „Ich mache, was ich will."

In unserer Arbeit begegnen wir Malenden, die ihr eigenes Ding durchziehen wollen, sei es ein künstlerischer Stil, sei es ein symbolisches, illustratives Bild oder ein selbstbestimmtes „Drauflosmalen", das sich nicht um die Normalität kümmert. Die Malenden sind in ihren Wünschen, Vorurteilen und Meinungen verhaftet, und jede Intervention werten sie als Einschränkung ihrer Freiheit. Ein immer wieder neu verhandeltes Arbeitsbündnis hilft, die Selbstbestimmung deutlich zu machen. Aber letztlich muss die Illusion der Kontrolle aufgegeben werden.

14 Bettina Egger: *Urformen des Malens.* Bern: Hogrefe, 2015.

Rosa malte eine Sonne über dem Meer. Gemäß dem Normalitätsprinzip konnte das Meer kein Wellental am Horizont haben, welches die Sonne einbettete.

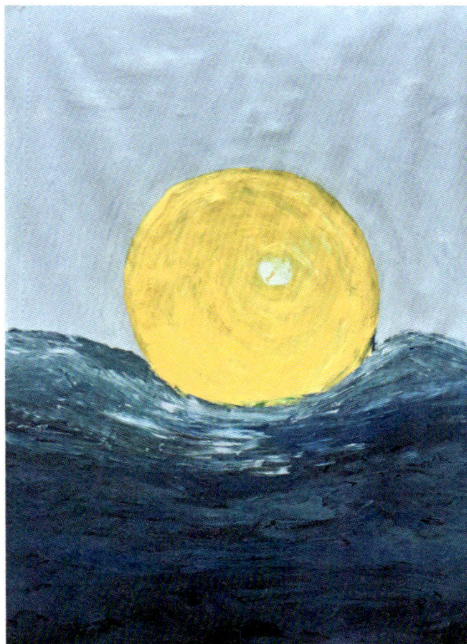

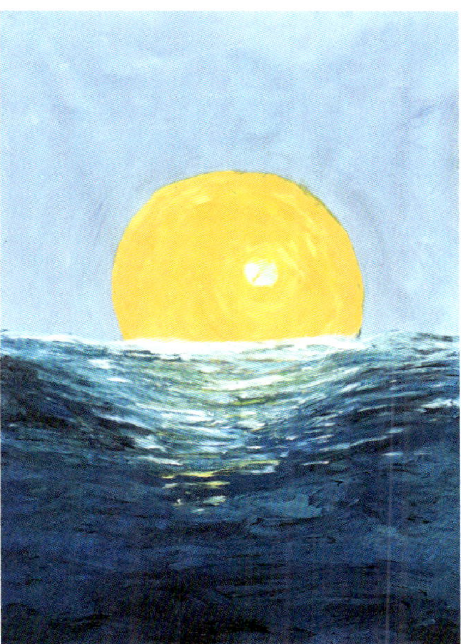

Als die Maltherapeutin Rosa darauf ansprach, meinte Rosa, sie wolle das aber so haben. Nach einem weiteren Gespräch entschied sich Rosa, weiterzumalen. Die Maltherapeutin war neugierig, was jetzt geschehen würde.

Rosa war bereit, das Wellental etwas abzuflachen, aber im Wesentlichen wollte sie die Kontrolle über das Bild behalten.

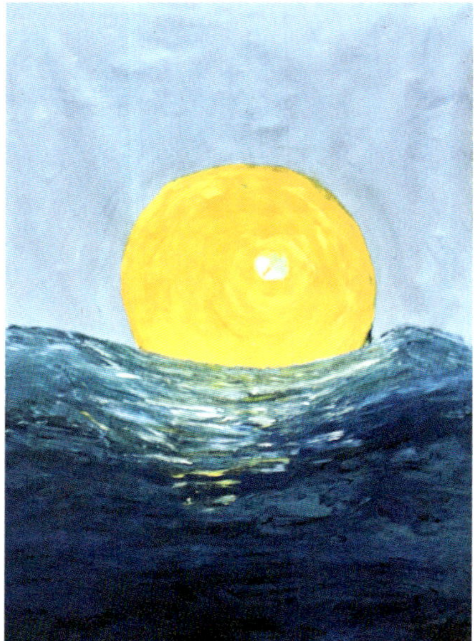
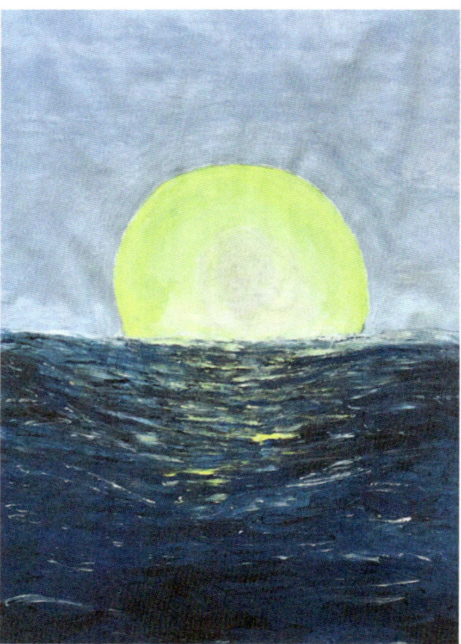

Nun war das Meer schon fast normal, der Reflex ein wenig groß, ein bisschen Tal musste bleiben. Vor allem aber wies die Sonne noch einen unbemalten Fleck auf. Was war damit? Ein weiteres Gespräch bewirkte, dass Rosa der Normalität noch näher kam.

Nun zeigte sich, dass es ein Sonnenaufgang war. Das Wellental war in die Spiegelung des Lichtes eingebaut und die Sonne der Natur angepasst. Das Bild war jetzt normal und stimmig und zugleich berührend, denn nun war die Sonne in einer bestimmten Situation eingebettet. Das war auch für Rosa so.
Bis fast zum Schluss wollte sie über das Bild bestimmen. Aber ganz zuletzt gab sie dem Bild nach und gab die Kontrolle auf. Ein großer Schritt war getan.

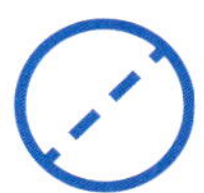

4.2.2 Unentschiedenheit

Das Problem beginnt sich aufzulösen, wenn erkannt wird, dass es zwei Seiten gibt. Es ist die Zeit der großen Entscheidungsschwierigkeiten: „Soll ich A machen oder B?“ Man beginnt zu meinen, dass sich das Problem auflösen würde, wenn sich das Gegenüber nur ein bisschen veränderte. Die Konzentration richtet sich auf den Inhalt des Problems, die Auflösung muss von außen kommen. Der Gedanke „Du bist meine Rettung“ mündet in einem Hin und Her der Handlungen: Einmal will ich, dass du sagst, was ich machen soll, dann wieder will ich alles selber bestimmen. Dieses Hin und Her wird von dem Gedanken gespeist: „Ich bin nicht gut genug.“

Beim Begleiten der Bildentstehung wissen die Maltherapeutinnen und -therapeuten in dieser Phase nie, woran sie sind. Machen sie einen Vorschlag, wird er entrüstet zurückgewiesen; begleiten sie die Malenden ohne Worte, werfen ihnen diese vor, allein gelassen zu werden. In diesem Dilemma erstarkt der Wunsch, alles wieder zu kontrollieren. Wenn die Maltherapeutin, der Maltherapeut diese Tendenz deutlich macht, geben die Malenden oft gänzlich auf, klammern sich an die Interventionen und machen alles möglichst genau so wie vermeintlich gefordert. Die Maltherapeutinnen und -therapeuten vermissen aber gleichzeitig Freude, Neugierde, Fehler. Immer wieder kommt es nach einer Weile zu einem Ausbruch – „Ich will machen, was ich will“ – und damit zu einem Rückfall in die Kontrolle. Die Aufgabe der Maltherapeutin ist es jedoch, die Malende auf dem Weg Richtung Verwirrung zu halten, denn Verwirrung ist der erste Schritt des Lernens. Dazu muss vorerst die Illusion einer inhaltlichen Lösung aufgegeben werden.

Aus der spontanen Bewegung mit Gelb entstand ein Vogel; Serena kam er vor wie ein Adler. So malte sie ihm die schwarzen Federn darüber und bildete den Kopf aus. Übrig blieb eine kleine gelbe Form, die mit dem Schnabel verbunden war. Serena wollte sie sofort übermalen. Die Maltherapeutin wies darauf hin, dass auch dieses Detail eine Daseinsberechtigung hat. Daraufhin wollte Serena ein Blatt daraus machen. In ihrem Kopf entstand anstatt des Adlers die Friedenstaube mit dem Olivenzweig – ein Bild, das ihre Ansichten darstellte, wie die Welt sein müsste und wie sie selber in dieser Welt sein sollte.
„Tragen Adler ein Blatt im Schnabel?“

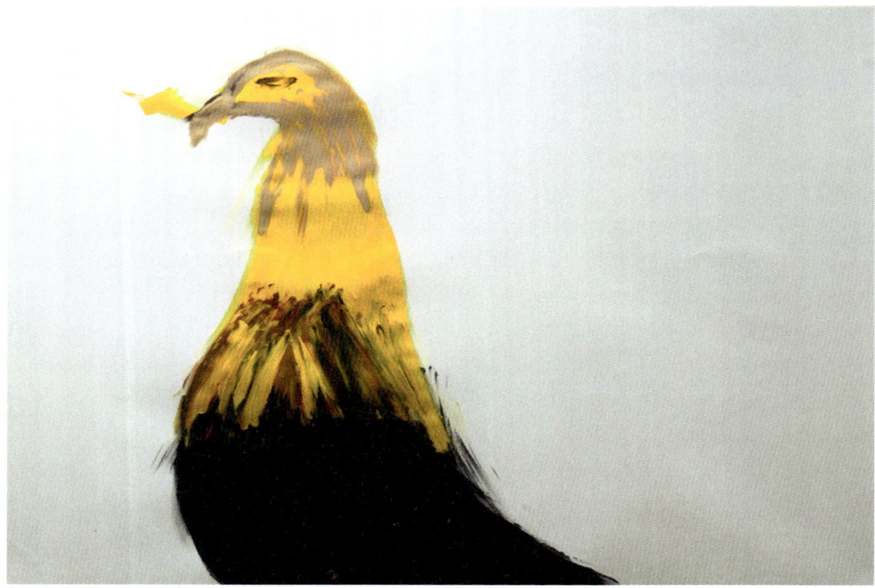

„Nein, Adler sind Raubvögel." Serena wollte aber keine Aggression, kein Blut, keine Annäherung an so destruktive Elemente in ihrem Bild.
Was tragen Adler normalerweise im Schnabel? Was sie gerade erbeutet haben – Mäuse und Kleintiere.
Nun hatte Serena die Wahl, bei ihrer Auffassung zu bleiben und das Blatt zu malen oder sich für das Bild zu entscheiden und dem Adler in den Schnabel geben, was er frisst. Die Arbeit mit Serena war bisher geprägt von genau diesem Dilemma: „Will ich dem Bild folgen oder meinen Ansichten? Soll der Adler ein Blatt oder eine Eidechse im Schnabel haben?"

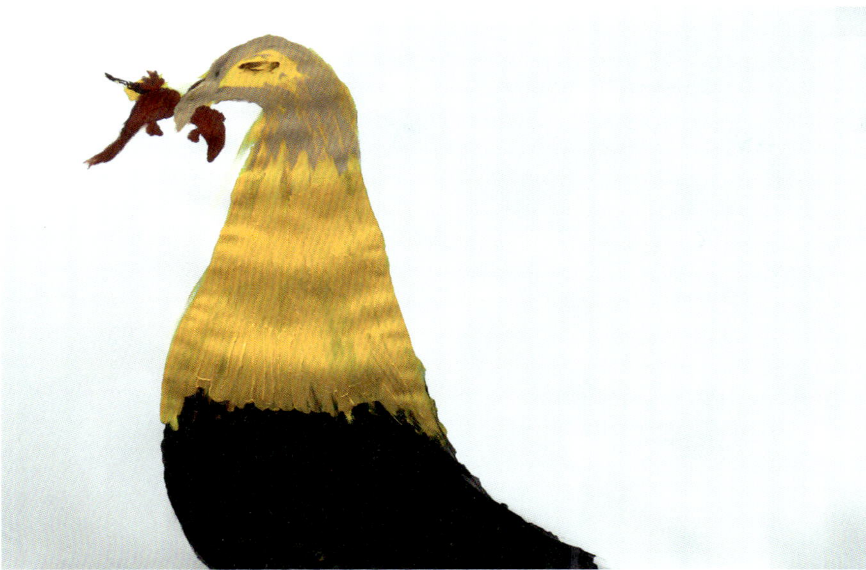

Serena entschied sich für eine Eidechse (das Bild wurde in Spanien gemalt). Diese Wahl bereitete ihr Herzklopfen.
Dann malte sie den blauen Himmel und passte die Farbe des Kopfes an. Langsam breiteten sich eine unglaubliche Befriedigung und ein Gefühl von Kraft aus, die sie schon lange nicht mehr gespürt hatte.

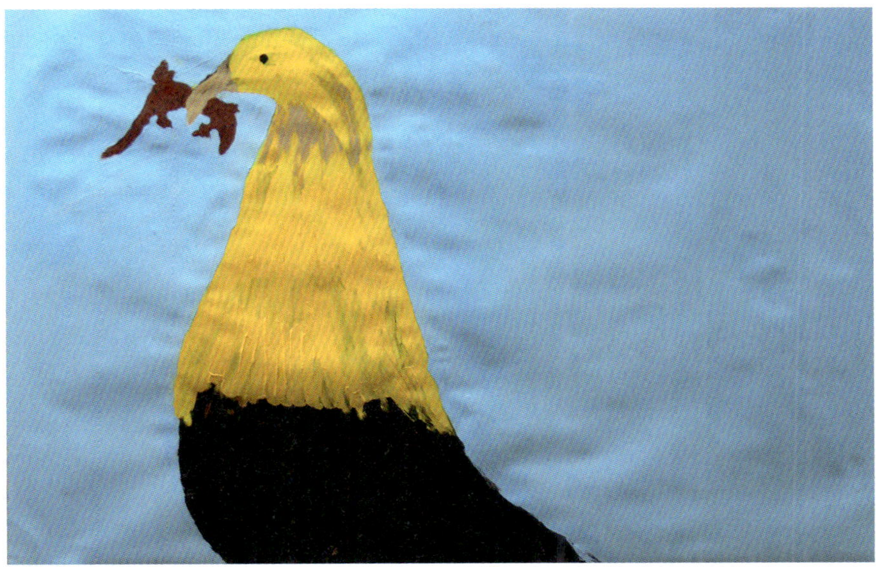

Sie war ganz und gar zufrieden und glücklich mit dem Bild.

Diese Intervention war umso wichtiger, als Serena immer wieder auf ihrer Meinung bestand und Anregungen, die vom Bild kamen, nicht oder nicht so, wie es das Bild wollte, umsetzte. Dieses Mal konnte sie das Dilemma zugunsten des Bildes lösen und merken, dass der Inhalt des Problems keine so große Rolle spielt. Sie merkte, dass es letztlich nicht so sehr darauf ankommt, was sie malt, sondern darauf, dass es für das Bild, hier für den Adler, richtig ist.

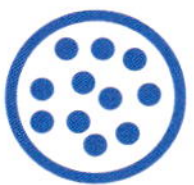

4.2.3 Verwirrung

Nach vielem Hin und Her resignieren die Malenden; sie finden keinen Ausweg aus dem Problem und haben sich auch schon ein wenig an das Problem gewöhnt. Die meisten beschäftigen sich mit den verschiedensten Möglichkeiten, das Problem loszuwerden, und finden da und dort Erleichterung. Letztlich aber gelangen sie zu dem Schluss, dass das Gegenüber nicht gut genug ist, um zu helfen; sie sind überzeugt, dass all ihre Bemühungen zu nichts führen, und machen einfach mal irgendetwas.

Die Bilder sind nun unbestimmt und lösen wenig Freude aus. Oft ist überall etwas auf dem Blatt. Die Interventionen der Maltherapeutinnen und -therapeuten helfen nicht wirklich, sind nicht gut genug, und die Gefahr, wieder auf der inhaltlichen Ebene eine Lösung finden zu wollen, ist groß. Die wichtigste Intervention in dieser Phase ist das Spiegeln. Aber letztlich muss die Illusion, dass die Rettung von außen kommt, fallengelassen werden.

Im folgenden Beispiel ließ sich die Malende nicht verwirren und malte trotz Verwirrung ruhig und kontinuierlich weiter. Tiziana begann mit dunklem Rot. Es entstand eine unbestimmte Form.

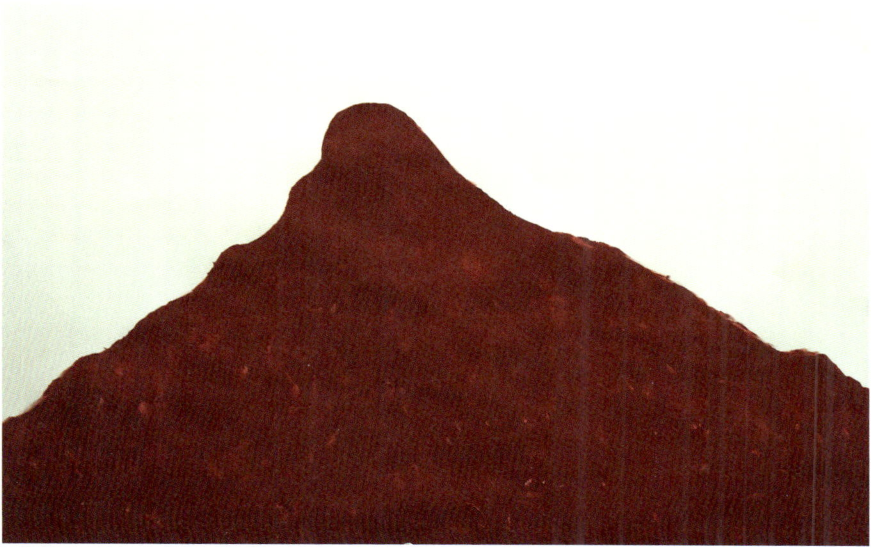

Ohne zu wissen, was diese unbestimmte Form sein oder bedeuten könnte, malte Tiziana weiter. Sie ließ sich von diesem Nichtwissen nicht verwirren und blieb dabei. Sie fügte einen Streifen Beige an.

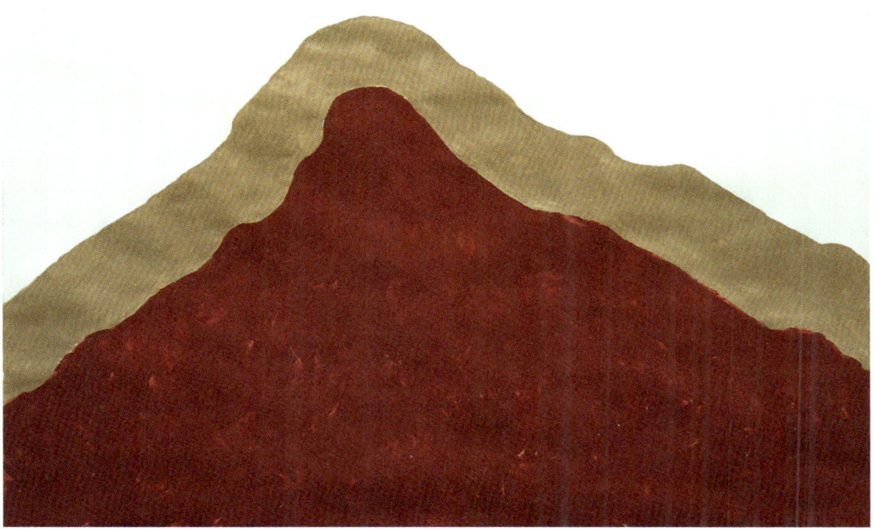

Das Bild wurde dadurch auch nicht erklärbarer. Es folgte ein dünner Strich mit goldener Farbe. Tiziana ließ sich weiter darauf ein, einfach weiterzumalen, ohne zu wissen, was diese unbestimmte Form sein oder bedeuten könnte.

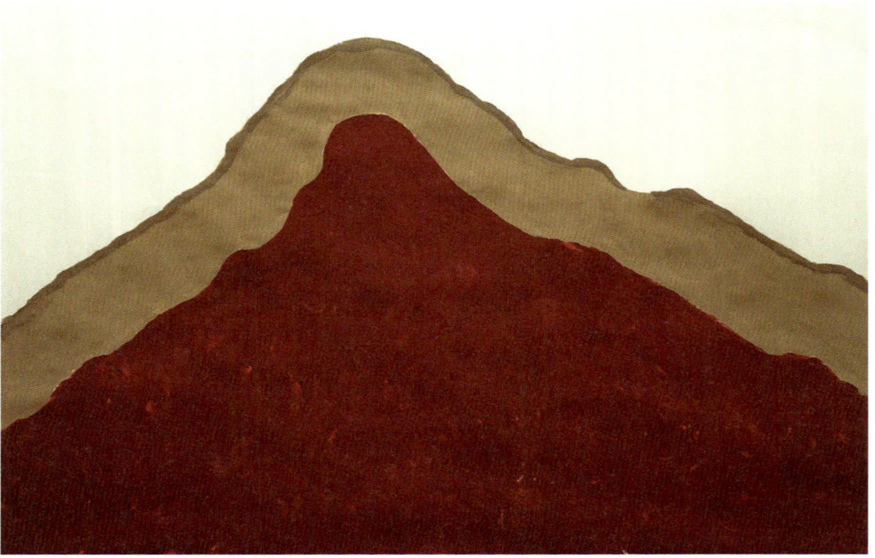

Orange schien ihr zwar nicht die passende Farbe zu sein, aber trotzdem schaute sie, wie es wirken würde, und entschied sich dann doch dafür, damit weiterzufahren.

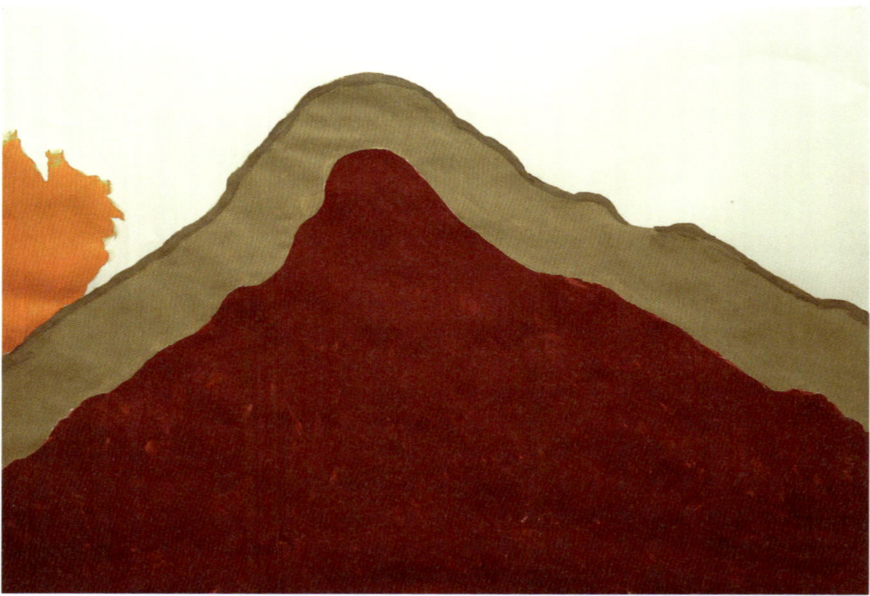

Am Schluss schien ihr das Bild stimmig und klar, auch wenn sie nicht wusste, was es war, und auch wenn es keine Erklärung von außen gab.

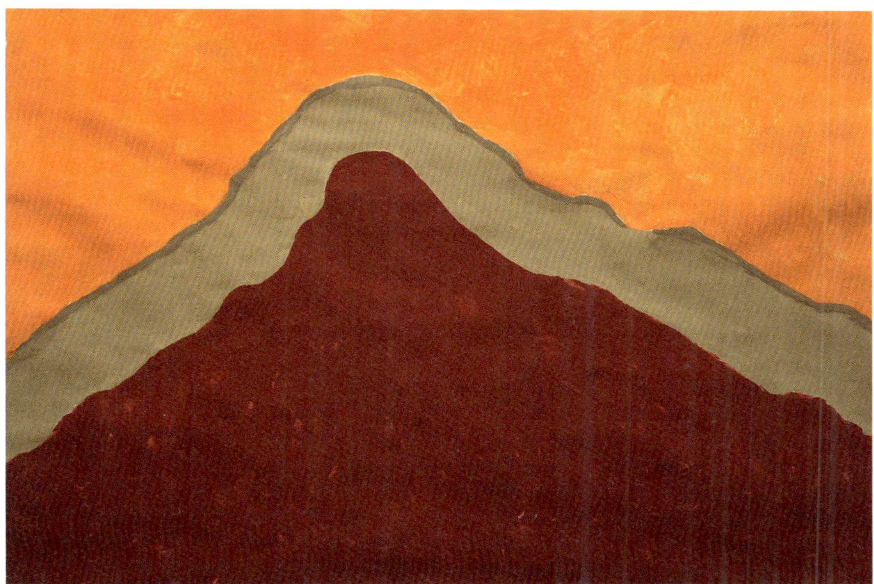

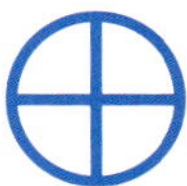

4.2.4 Eigenverantwortung

Irgendwann reift die Einsicht: „Ich muss es selber machen." Ernüchterung und gleichzeitig große Ruhe stellen sich ein. Die Situation wird genau betrachtet, und man erkennt, dass es keine direkte Lösung des Problems gibt; angenehm und unangenehm spielen keine Rolle mehr. Die Hilfe wird nicht mehr im Außen gesucht. Die ständig wechselnden Gefühle klingen ab, und immer häufiger entsteht Stille.

Beim Malen werden die Bilder gleichzeitig persönlicher und unpersönlicher. Oft zeigen sie nur noch wenige Inhalte, häufig reine Formen und Farben. Das Malen ist von Innigkeit und Hingabe geprägt. Interventionen sind kaum mehr nötig, es gibt nur die Frage, ob die Malenden wirklich bei ihrem ersten Impuls sind. Wenn nicht, kann man sie wieder an diesen erinnern. Es geht hier letztlich darum, die Illusion des Besonderen aufzugeben.

Ursula malte noch nicht lange im Atelier. Dennoch konnte sie sich ganz dem Bild hingeben. Nur hie und da kam der Gedanke auf: „Das kann es doch nicht schon sein, da muss doch noch etwas mehr sein."

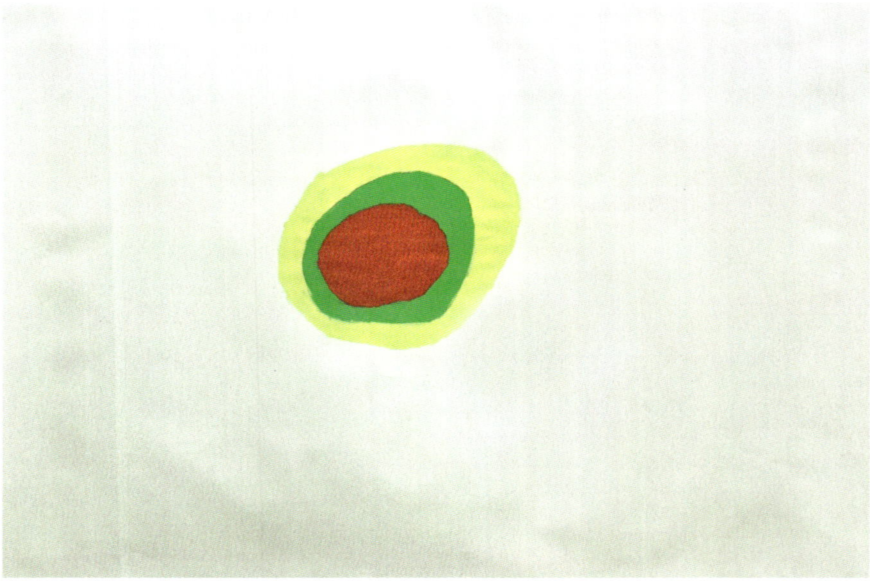

Ursula wählte eine zweite Farbe und malte einen weiteren Kreis neben die ersten. Ein weißer Tupf sollte das Unbehagen, das durch den orangen Kreis entstanden war, besänftigen.

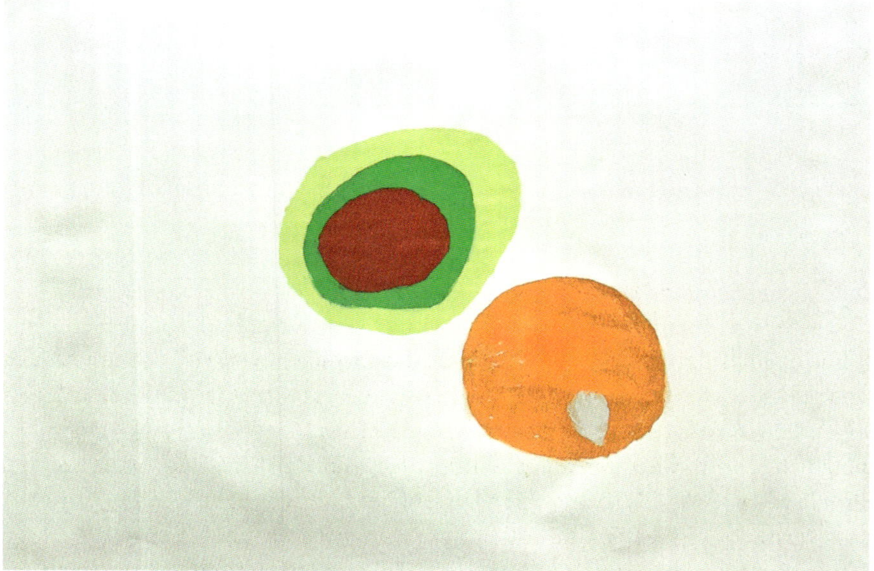

Aber es wurde schnell klar: All das braucht es nicht. Ursula malte den Hintergrund weiß.

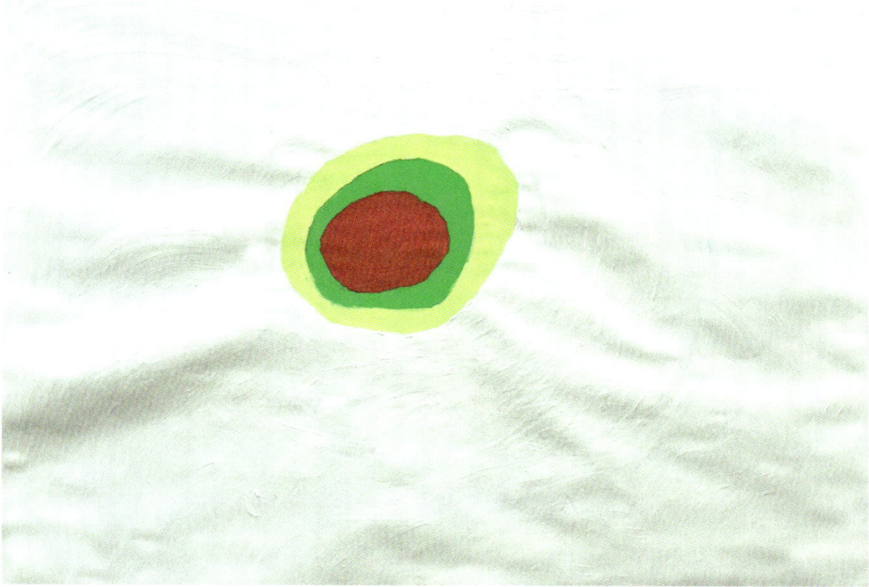

Jetzt war alles klar, und Ruhe und Bereitschaft für das Nächste traten ein.

Die Auswahl der Möglichkeiten ist eng geworden, genaues Hinschauen ist jetzt möglich, das Bild ist weniger mit dem eigenen Wollen verknüpft und hat die Freiheit, so zu werden, wie es will. Der Wunsch, etwas Besonderes machen zu müssen, hat sich aufgelöst.

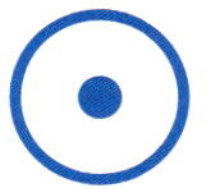

4.2.5 Vertrauen

Ohne eigenes Zutun weitet sich die Enge der Eigenverantwortung. Hilfe kommt von unerwarteten Seiten, immer häufiger stellen sich Glücksgefühle ein. Wo war eigentlich das Problem? Neue Beziehungen, neue Möglichkeiten im Leben öffnen sich, und das Interesse konzentriert sich auf das Neue und nicht auf das Problem. Das Gefühl dem Problem gegenüber hat sich grundlegend verändert. Das Vertrauen in sich und die Welt ist groß. Am liebsten möchte man, dass diese Phase nun für immer anhält. Aber es sind Phasen, alles verändert sich, und die Illusion, dass ein Zustand bleibend ist, muss aufgegeben werden.

Verena hatte über lange Jahre schwere Zeiten durchgemacht. Viele schmerzliche Entscheidungen waren nötig gewesen, Hoffnung und Enttäuschung hatten sich in schneller Folge abgewechselt. Nun waren die schwersten Kämpfe vorbei; das, was war, das war jetzt so. Es begann die Zeit, genau hinzuschauen, was möglich war, was verschmerzt werden musste, was neu beginnen konnte. Immer deutlicher übernahm Verena die Verantwortung für ihre Situation, wie sie war, und haderte kaum noch damit. Sie war bei sich angekommen, beim Vertrauen zu sich selbst.
Dies zeigte sich auch im Malen. Sie wählte die Farben, wie sie kommen wollten, nicht danach, was ihr gefiel oder nicht, und begann die Bilder an einem Ort auf dem Malblatt, ohne zu wissen, was es werden sollte. Unterwegs kamen immer wieder Zweifel auf; sie wusste nicht, was das Bild soll, und doch malte sie einfach weiter. Es brauchte kaum Interventionen, höchstens mal eine kurze Bestätigung. Am Schluss berührten sie die Bilder tief.

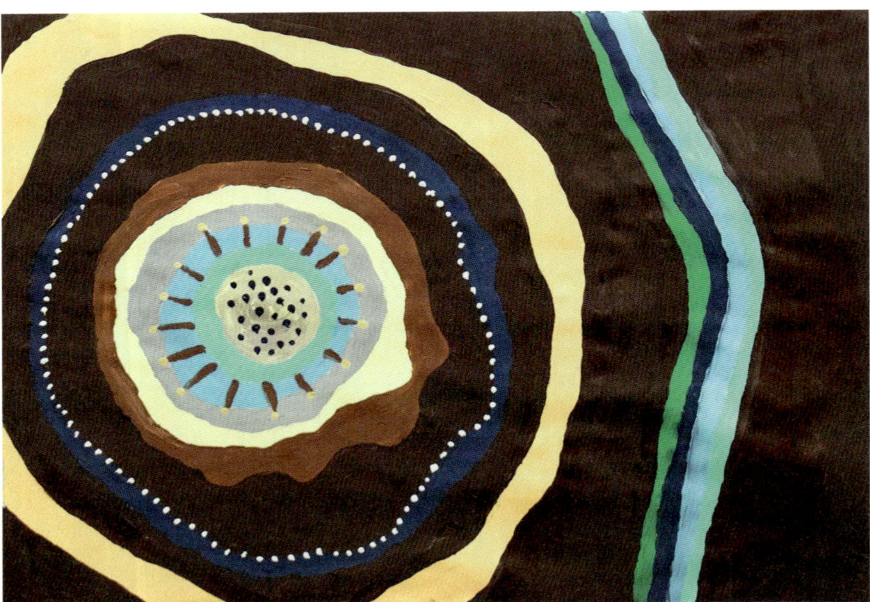

Dann geht es weiter. Im Malen gilt es zu begleiten, was auf den Bildern erscheint. Die Malenden experimentieren mit Farben und Formen und sind von einer inneren Heiterkeit geprägt. Sie stellen sich den Gefühlen, nehmen Hilfe an, soweit sie hilfreich ist, gehen aber auch eigene Wege. Nichts ist nötig, bis sie merken, dass es irgendwie nicht mehr geht. Es entsteht ein neues Unbehagen, und Kontrolle ist angesagt.

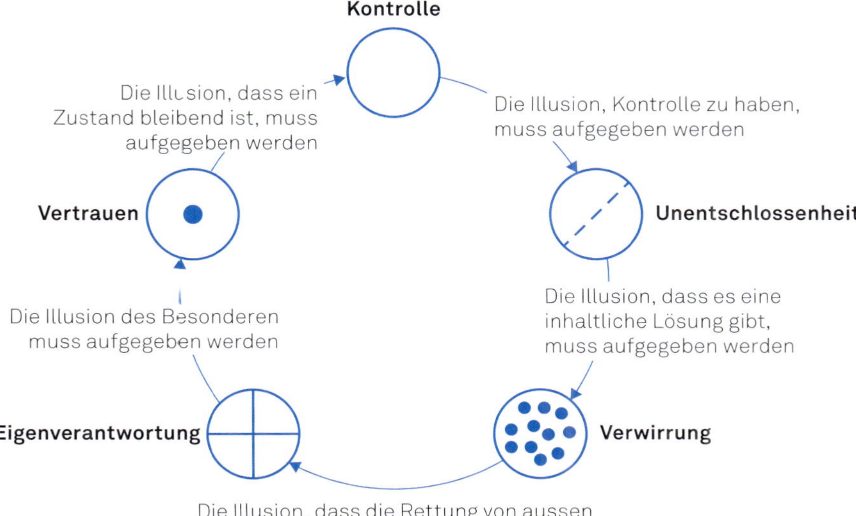

Abbildung 2: Die fünf Wandlungsphasen.

Die Wandlungsphasen **(s. Abb. 2)** werden vor allem auf der Prozessebene relevant und hörbar. Wenn eine Malende den Malprozess unterbricht, kann man auf der Prozessebene gut anschauen, welches die hauptsächliche Vermeidung ist. Vermeidet die Malende die Vorstellung, aufzugeben, dass es eine inhaltliche Lösung gibt? Wirkt sie verwirrt? Wo immer sich die Malende befindet, da soll sie sein. Jede Phase muss durchlebt, alle Gefühle, die dazugehören, müssen gefühlt werden. Wichtig ist nur, dass die Malenden wenn möglich keinen Rückzieher in die vorhergehende Phase machen, also zum Beispiel von Verwirrung zu Unentschiedenheit, von „Ich weiß überhaupt nicht mehr, was ich malen soll" zu „Also, entweder mache ich jetzt das oder das". Der Rückzug ist eine scheinbare Erleichterung, die von der Maltherapeutin, dem Maltherapeuten aufgezeigt werden muss.

Alles zu seiner Zeit

Immer wieder werden Menschen – manchmal durch äußere Umstände – herausgefordert, sich mit sich selbst und den eigenen Reaktionen auseinanderzusetzen. Neue Wege müssen gefunden werden, und dies alles verursacht Schmerz und Trauer. Der erste Weg muss nach innen gehen, doch wird in der Regel eine Lösung im Außen gesucht.

Auch im Malen taucht immer wieder einmal ein Thema auf, das dieselben Gefühle hervorruft, Erinnerungen weckt und Ungelöstes an den Tag bringt. Es braucht Disziplin, im Schmerz und in der Trauer nicht vom Malen abzuweichen. Jedes langsam gemalte Bild, zu dem Beziehung entsteht, zu was auch immer, schafft Stille. In der Stille lassen sich tiefere Einsichten finden. Insofern fordert ein Bild nie zu viel und nie zu früh.

Personenorientierte Maltherapie ist eine Herausforderung.

5 Interventionen

Jede Beobachtung besteht aus dem, was die Sinne aufnehmen, dem, was das Gehirn im Bewusstsein zulässt, und dem, was das Denken der Maltherapeutin, des Maltherapeuten daraus macht. Beobachtung ist nie neutral, sondern beruht auf persönlichen Wertvorstellungen und Erinnerungen. Interveniert wird mit der klaren Absicht, den Malenden sowohl ihre hinderlichen Lebensmuster als auch ihre neuen Möglichkeiten deutlich zu machen und neues Verhalten zu ermutigen. Solche neuen Möglichkeiten können beim Malen gefahrlos ausprobiert werden und beeinflussen so die gespeicherten, oft festgefahrenen Pfade im Gehirn.

Wichtiges Unterscheidungsmerkmal für Interventionen in der Personenorientierten Maltherapie gegenüber anderen Therapieformen ist die Art und Weise, in der sie das Bild einbeziehen. Vor allem die hier besprochenen Beobachtungskriterien spielen eine große Rolle. Sie sind der Filter der Wahrnehmung.

Die Reaktionen des Maltherapeuten, der Maltherapeutin auf das Bild sind als Möglichkeit und nicht als Wahrheit zu verstehen. Und doch sind es nur die eigene Wahrnehmung und die eigenen Beobachtungen, die wir als Maltherapeutinnen und -therapeuten haben und die unsere Interventionen lenken. Wir gehen davon aus, dass alles, was die Maltherapeutinnen und -therapeuten bei ihrer Arbeit empfinden, etwas mit den Malenden und deren Verarbeitungsprozess zu tun hat. Und wenn solche Empfindungen stark oder langanhaltend sind, dann sind sie eine Intervention wert.

Intervenieren bedeutet dazwischentreten. Intervenieren in der Therapie heißt therapeutisch bedeutsames Handeln. Deshalb ist es von größter Bedeutung, dass Interventionen mit einer klaren Absicht und innerhalb einer klaren Orientierung erfolgen.

Unsicherheit und Selbstzweifel

Wir bemühen uns emsig, Sicherheit zu gewinnen: Selbstsicherheit, Sicherheit im Beruf, Sicherheit als Merkmal von Qualität. Eine sichere Maltherapeutin therapiert besser als eine unsichere. Dann schreiten wir von Ausbildung zu Fortbildung und weiter zu Fachberatung und lassen uns leicht von immer übermäßigeren Ansprüchen der Bildungsgesellschaft antreiben.

Merkwürdigerweise nimmt das Gefühl von Sicherheit dabei nicht zu. Im Moment der Arbeit sind wir immer wieder im Ungewissen, ob das, was wir tun, fehlerlos ist. Offenbar haben wir immer noch nicht genug gelernt. „Mache ich das richtig?" – „Könnte mir jemand etwas vorwerfen?" – „Was würde meine Lehrerin dazu sagen? (Sicher würde sie es falsch finden.)"

Das Wort Zweifel kommt von „zwei-falt", von „gespalten". Bei Selbstzweifeln stehe ich selber im Mittelpunkt meiner Aufmerksamkeit. Solch gespaltene Aufmerksamkeit – während der Selbstzweifel beobachtet man ja auch die Malenden – wird nie für die Arbeit mit anderen Menschen genügen, und es scheint immer unmöglicher, Sicherheit zu gewinnen. So beginnt eine neue Runde der Selbstzweifel, und die Überzeugung, dass mit uns selber etwas nicht in Ordnung ist, wächst. Wir sind fraglos überzeugt, dass die Selbstzweifel aufhören würden, sobald wir uns sicher fühlen könnten, und unser Schluss ist, dass wir nicht gut genug sind, solange wir uns unsicher fühlen.

Wir vermischen Gefühl und Gedanke, wenn wir zwischen Unsicherheit und Selbstzweifel nicht unterscheiden. Unsicherheit ist ein Gefühl, Selbstzweifel sind Gedanken. Selbstzweifel sind gedankliche Interpretationen des Gefühls von Unsicherheit. Solche Interpretationen sind gesellschaftlicher und gewohnheitsmäßiger Art; Selbstzweifel und Unsicherheit gehören nicht zwingend zusammen.

Ist Sicherheit denn ein so wertvolles Gefühl? Ein sich sicher fühlender Autofahrer fährt weniger aufmerksam als einer, der sich unsicher fühlt. Letzterer ist immer bereit, in jedem Moment auf plötzlich auftauchende Gegebenheiten zu reagieren. Unsicherheit lenkt die Aufmerksamkeit nach außen, Selbstzweifel lenken die Aufmerksamkeit nach innen.

Wenn wir mit anderen Menschen arbeiten, ist es daher hilfreich, wenn wir uns unsicher fühlen. So richten wir unsere ganze Aufmerksamkeit auf unser Gegenüber und überprüfen stetig die Wirkung unserer Interventionen. Selbstzweifel haben ihren Platz im Moment, wenn wir uns sicher fühlen.

Die verschiedenen Interventionen werden präzise und einfühlsam auf die Malenden, das Bild und den Prozess ausgerichtet.

Die Arten bilden, was die Tiefe des Eingriffs angeht, eine Stufenfolge. Wir beginnen mit den sanftesten Formen.

Präsenz

Man kann in der Rolle der Maltherapeutin, des Maltherapeuten nicht nicht intervenieren. Bereits beobachten ist intervenieren. Sich wirklich aufmerksam und neugierig den Malenden zuzuwenden, ist eine erste und wichtige Intervention. Das wirkliche, echte Dabeisein wirkt auf die Malenden vertrauensfördernd und klärend. Unterstützt wird dies mit dem Versetzen der Reißzwecken, mit kurzen Lauten oder ganz selten einer leisen Berührung.

Entstehen lassen – nicht eingreifen

Vielfach ist die wesentliche Aufgabe, die wichtigste Intervention der Maltherapeutin, des Maltherapeuten, nicht einzugreifen, sondern das Bild entstehen zu lassen, so wie es sich entfaltet, Farbfläche für Farbfläche. Gleichzeitig wird diese Entstehung beobachtet und nur dann unterbrochen, wenn das Vorgehen der Erfahrungsstufe oder den grundlegenden Kriterien des Bildes nicht entspricht.

Das erste Mal nach der Methode zu arbeiten, ist ungewöhnlich und fremd. Dies war auch für Wanda so. Sie war aber damit einverstanden, langsam zu malen und das Bild entstehen zu lassen. Sie begann mit den Umrisslinien. Der Prozess stockte, sie wusste nicht recht weiter. Ihre Maltherapeutin schlug ihr vor, das Bild mehr Fläche um Fläche entstehen zu lassen.

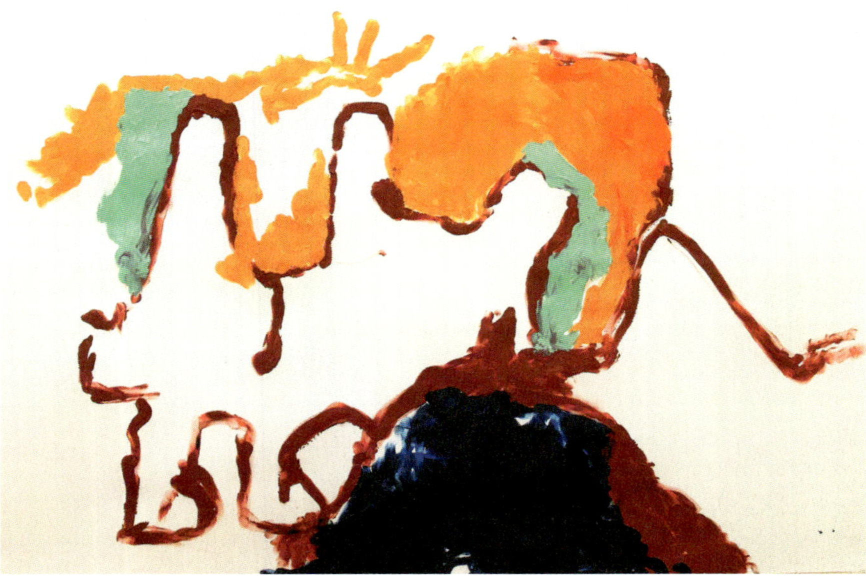

Langsam tastete sich Wanda ans Bild. Ihre Maltherapeutin unterstützte sie dabei mit verschiedenen Lauten und kleinen Bemerkungen wie „ja, genau“. Und wenn Wanda mal nicht weiterwusste, forderte die Maltherapeutin sie auf, zurückzutreten, zu schauen und dann ruhig und langsam die nächste Farbe zu wählen und weiterzumalen.

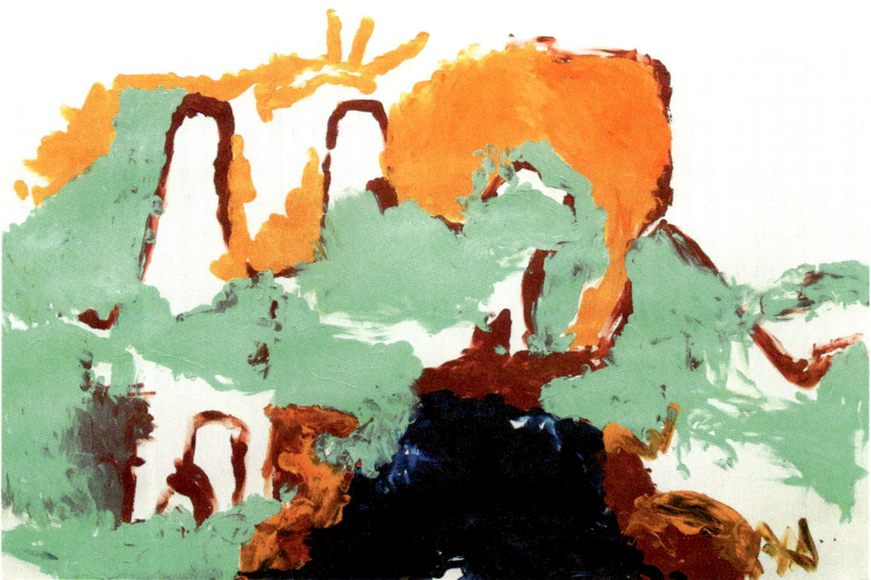

Zufrieden betrachteten beide zum Schluss das Bild, welches einfach so entstanden und völlig überraschend war.

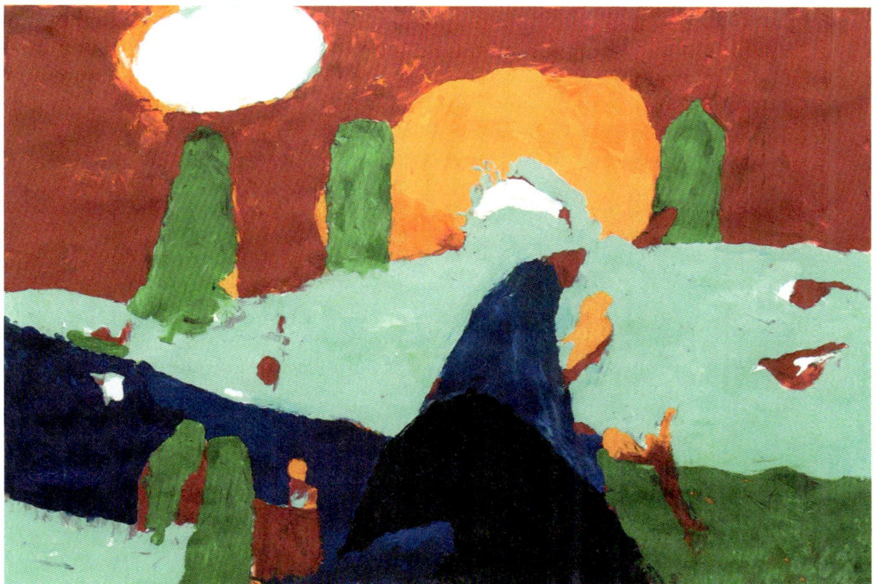

Spiegeln

Das Spiegeln des Gegenübers[15] führt unweigerlich zu tiefem Verständnis der Person und der Situation und entlastet schon damit vom Problem. Während des Malens wird häufig das gespiegelt, was die Malenden sagen. Indem die Maltherapeutin, der Maltherapeut formuliert, was die Malenden spüren, spiegelt sie oder er Gefühle und Empfindungen, welche die Malenden nicht in Worte fassen können. Spiegeln führt auch leicht zu vertieftem Gespräch. Die Hauptsache in der Personenorientierten Maltherapie ist aber das Malen. Deshalb ist es wichtig, die Gespräche kurz zu halten und die Malenden wieder auf ihren eigenen Malprozess zu fokussieren.

Fragen

Verständnisfragen zu dem, was auf dem Bild geschieht und was sich zeigt, sind immer wieder nötig. Dazu gehört auch das Überprüfen der körperlichen Reaktionen im Zusammenhang mit Veränderungen auf dem Bild. Wir haben beobachtet, dass die Malenden freier atmen können, wenn das Bild in Ordnung ist. Wenn

15 „Spiegeln" ist ein Begriff aus der klientenzentrierten Psychotherapie von Carl Rogers.

wir also beobachten, dass die Malenden den Atem anhalten oder dass die Atmung sehr flach ist, können wir eine Frage zum Geschehen auf dem Bild stellen.

Gegenüberstellen
Immer wieder geschieht es, dass die Maltherapeutinnen und -therapeuten nicht dasselbe auf dem Bild oder im Malprozess sehen wie die Malenden. Wir gehen davon aus, dass die Malenden in ihren Mustern funktionieren und dass es eine Sicht von außen braucht, um eine Alternative zu den bekannten Wahrnehmungen zu finden. Ein Gegenüberstellen der unterschiedlichen Wahrnehmungen ermöglicht den Malenden eine Wahl. Das ermutigt sie, im geschützten Rahmen des Malateliers etwas Ungewohntes zu wagen und kleine Risiken einzugehen.

Qualitäten
Alle Interventionen zielen darauf, die Malenden mit dem Bild und damit mit ihrer Qualität in Verbindung zu bringen. Das Problem löst sich durch das Malen und das Bild, nicht durch das Verständnis der Maltherapeutin, des Maltherapeuten. Dazu müssen Annahmen instabil werden, sowohl solche der Malenden als auch solche der Maltherapeutin, des Maltherapeuten. In der Zeit solcher Instabilität lässt sich eine präzisere, dem eigenen Leben hilfreichere Annahme installieren. Alles das ist häufig nicht angenehm. Angenehm ist erst der Schluss der Arbeit, wenn inneres Glücklichsein entsteht, das nicht von äußeren Umständen abhängt.

Die Personenorientierte Maltherapie ist ein Weg zur eigenen Intuition, zum Vertrauen in sich selbst. Gemeint ist hier nicht das Vertrauen, „dass es schon gut herauskommt“, sondern das Vertrauen, dass ich auch in schwierigen Situationen genug Durchhaltevermögen[16], Hingabe und Intuition habe, um den nächsten Schritt zu bewältigen.

Zenia malte einen kleinen gelben Fleck ganz unten rechts im Bild. Dann stoppte sie plötzlich. Der Maltherapeutin fiel dieses plötzliche Stoppen sofort auf, und sie fragte nach, was passiert sei. Zenia antwortete: „Es braucht noch etwas, das ist jetzt wirklich zu wenig.“

16 „Es gibt mehr Leute, die kapitulieren, als solche, die scheitern.“ (Henry Ford)

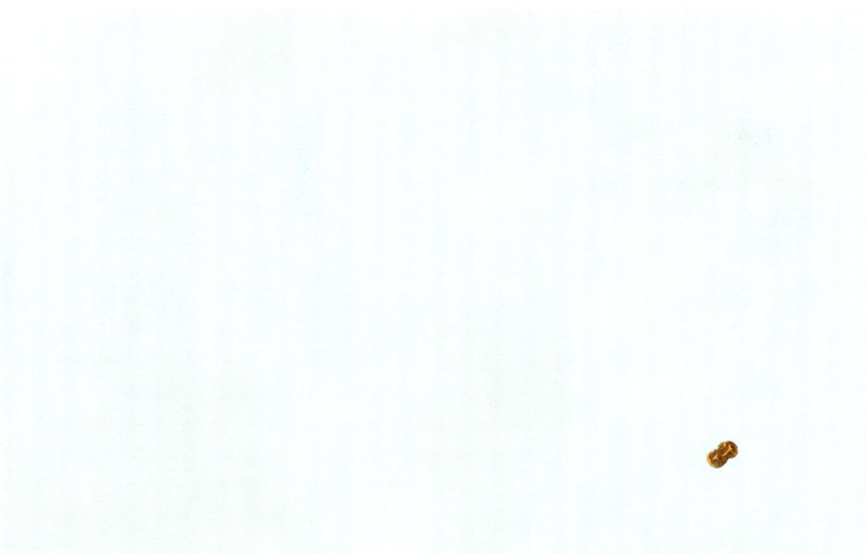

Als Reaktion auf diesen Gedanken und die darunterliegende Meinung „So wenig malen reicht nicht" wählte Zenia Schwarz und malte einen kleinen schwarzen Punkt neben das Gelb.

Kaum gemalt, erklärte sie der Maltherapeutin, dass das Schwarz nicht passe, dass die kleine gelbe Form genüge und das Bild doch fertig sei. Sie übermalte das Schwarz, und es genügte, den Hintergrund weiß zu malen. Ein mutiges Bild war entstanden.

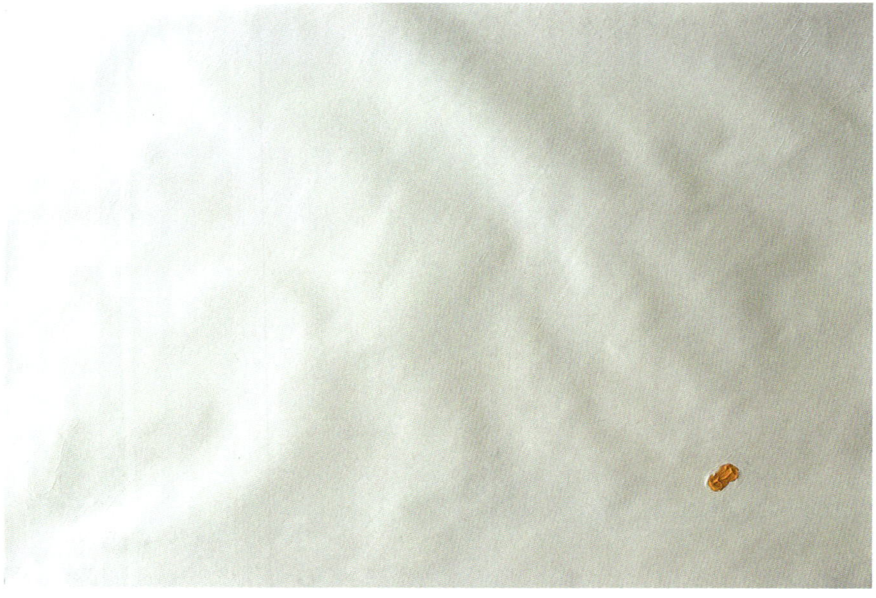

Wenn das Bild fertig gemalt ist, ohne dass in die Gestaltung mit einer Meinung eingegriffen wurde, ist das Bild berührend und schön. Unmittelbar und unbewusst kommen die Malenden mit ihrer eigenen Weisheit in Kontakt. Da werden Lösungen offenbar.

Schönheit ist der visuelle Zustand von Weisheit.

Hindernisse

Deutlich werden Hindernisse, wenn sich Geplantes nicht verwirklichen lässt. Dies oder das stört, macht nicht mit, steht nicht zur Verfügung. Je größer das Hindernis, desto größer ist die Aufmerksamkeit darauf und die Anstrengung, es zu beseitigen.

Beim Malen gibt es Hindernisse noch und noch. Dinge können nicht so gemalt werden, wie sie in der Vorstellung aussehen, Fehler schleichen sich ein, die Genauigkeit lässt zu wünschen übrig. Was aber, wenn das Hindernis die eigentliche Sache wäre? Wenn die Freiheit dort liegen würde, wo die Vorstellung versagt?

Personenorientierte Maltherapie ist das Hindernis begrüßen.

6 Aus der Praxis

6.1 Rahmenbedingungen und Setting

Damit sich die Malenden auf ihre Bilder konzentrieren können, ist es wichtig, dass sie nicht vom Außen abgelenkt werden. Der ideale Rahmen für die Personenorientierte Maltherapie ist daher das eigens dafür eingerichtete, immer gleichbleibende Malatelier: nach Möglichkeit ein geschützter, von außen nicht einsehbarer Raum **(s. Abb. 3)**. Er ist mit Sperrholzwänden ausgekleidet, an denen sich die Malblätter gut mit Reißzwecken befestigen lassen. Gemalt wird nach Möglichkeit stehend an der Wand. In der Raummitte stehen die Farben, vorzugsweise qualitativ hochwertige, gut deckende Gouachefarben. Bewährt hat sich eine Reihe von einundzwanzig Farbtönen mit sieben Extrafarben.

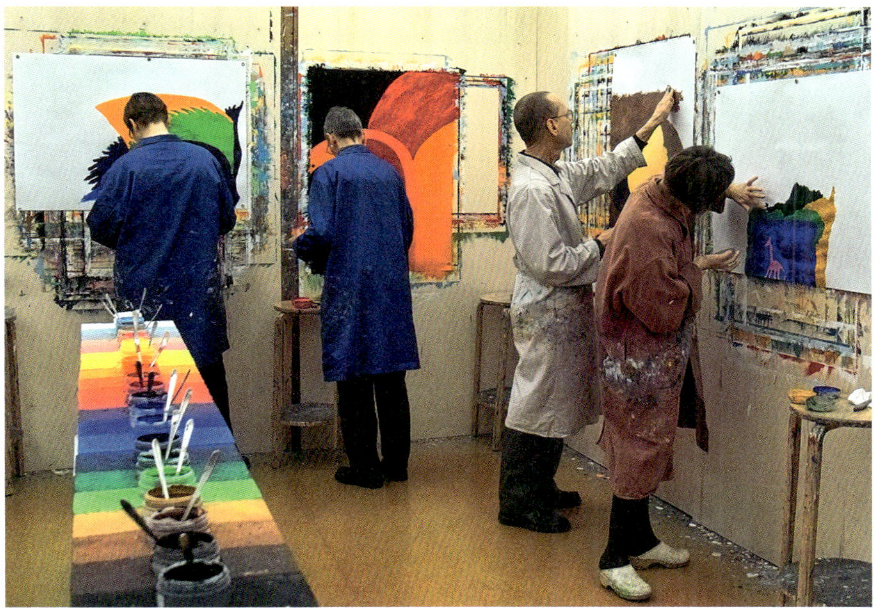

Abbildung 3 : Im Malatelier.

Die Personenorientierte Maltherapie beschreibt eine innere Haltung in der maltherapeutischen Arbeit, aus der bestimmte Arbeitsweisen hervorgehen. Ein Malatelier mit optimaler Ausstattung ist wünschenswert, nicht aber Bedingung. Immer wieder wird in völlig anderen Umgebungen gemalt, je nach Ort und Bedürfnis der Malenden. Die jeweiligen Gegebenheiten bestimmen die optimale Umgebung.

Gemalt wird häufig in der Gruppe, aber auch im Einzelsetting. Gruppen haben sich sehr bewährt. Alle malen und sind doch ganz mit ihren eigenen sehr unterschiedlichen und dennoch allen irgendwie bekannten Fragestellungen beschäftigt. So wird spürbar, wie normal Probleme sind. Es entsteht eine tragende Atmosphäre gegenseitiger Wertschätzung.

Dieses Setting wurde von Arno Stern, Paris, übernommen. Er hat den geschützten Raum und den Palettentisch entwickelt. Der geschlossene Raum trägt zur vertieften Konzentration der Malenden bei, der Palettentisch zum sozialen Verhalten, besonders bei Kindern.

Malen mit Kindern

Kinder können malen. Alle.
Malen und Zeichnen muss den Kindern nicht beigebracht werden. Sie kennen die Formen als Abbild ihrer eigenen Körperstrukturen. Unbewusst vergleichen sie diese Strukturen mit dem, was sie in der Umwelt sehen. So lernen sie sehen. Lernen ist Bekanntes mit dem zu vergleichen, was unbekannt ist. Das Neue wird integriert, und ein Lernschritt ist getan. Ausgehend von der Erfahrung der eigenen Körperstruktur erfährt das Kind die Struktur der Umwelt. Malen und zeichnen prägen das soeben Entdeckte zu neuem Wissen. Es wird sichtbar.
Malen und zeichnen lehrt sehen.
Im Malatelier wird gemalt. Nur gemalt. Integrieren heißt mit der Aufmerksamkeit zwischen innen und außen pendeln. Diese Aufmerksamkeit äußert sich in Stille und Versunkenheit. Die Maltherapeutin, der Maltherapeut kümmert sich im Malatelier nur darum, dass die Kinder aufmerksam malen, dass sie das Material und die Umgebung sorgfältig behandeln. Im Malatelier lernen die Kinder aufmerksam und sorgfältig zu sein, und sie lernen sehen.
Malen und zeichnen fördert die Aufmerksamkeit.
Kinder dürfen malen, was sie wollen. Es gibt keine Themen und keine Einschränkungen. Ob das Gemalte gefällt oder nicht, ob es realistisch ist oder phantasievoll, ob es grausam ist oder lieblich, gegenständlich oder ungegenständlich – all das spielt keine Rolle.
Beim Malen und Zeichnen loten die Kinder das Mögliche aus.
Die Kinder malen in einer Gruppe, das ist anregend. Die Maltherapeutin lobt und tadelt das Bild nicht. Sie achtet auf den geruhsamen Ablauf und darauf, dass kein Kind etwas über das Bild eines anderen Kindes sagt. Die Gruppen sind altersmäßig gemischt. Die Kinder lernen, einander zu respektieren.
Kinder spielen malen.

6.2 Arbeitsbündnis

Das Arbeitsbündnis ist ein wichtiges Element für eine erfolgreiche Therapie. Mit den Malenden müssen wir klären, was sie eigentlich gerne möchten. Geht es darum, schlafende Lust zum Malen wiederzuerwecken? Geht es darum, in einer Übergangskrise zu begleiten? Oder gibt es belastende Anliegen, die aufgelöst werden müssen? Die Personenorientierte Maltherapie erlaubt ein breites Spektrum von Umständen, die den Besuch des Malateliers wünschenswert machen. Die Arbeit der Maltherapeutinnen und -therapeuten ist immer dieselbe, sie richtet sich immer nach dem Wunsch der Malenden und danach, was zu Beginn der gemeinsamen Malarbeit abgemacht wurde.

Das Arbeitsbündnis ist zweiseitig. Zum einen informieren die Malenden, was sie möchten, zum anderen informieren die Maltherapeutinnen und -therapeuten, wie sie arbeiten. In der Personenorientierten Maltherapie geht es um das Entdecken und Erkennen von Neuem, denn wir gehen davon aus, dass die Malenden nicht ins Atelier kämen, wenn sie mit dem, was sie kennen, völlig zufrieden wären. Da das Neue aber ungewohnt ist und deshalb oft nicht gefällt, müssen die Maltherapeutinnen und -therapeuten die Erlaubnis haben, ihre Methode anzuwenden, das heißt zwischen Bild und Malenden so zu vermitteln, dass das Bild eine ebenbürtige Chance hat, sich zu zeigen, auch wenn es dem Geschmack der Malenden nicht entspricht.

Der Inhalt des Arbeitsbündnisses kann sich immer wieder, auch sehr kurzfristig, verändern. Oft muss sogar vor einer Bildintervention kurz abgeklärt werden, ob die Malenden einverstanden wären, sich auf den nächsten Vorschlag einzulassen. Ohne besprochenes, flexibles Arbeitsbündnis entstehen vor allem auf der Beziehungsebene immer wieder Komplikationen.

Wenn es sich um schmerzliche Anliegen handelt, die in der Maltherapie bearbeitet werden sollen, empfiehlt es sich, das Ausmaß der Belastung auf einer Skala von 0 bis 10 (0 keine Belastung, 10 höchste Belastung) abzufragen und zu notieren. Diese Belastung vermerken wir in den Arbeitsprotokollen, die während der ganzen Arbeit auf Papier oder digital geführt werden. Für die Personenorientierte Maltherapie haben wir eine computergestützte Datenbank[17] entwickelt. Mit deren Hilfe wissen die Maltherapeutinnen und -therapeuten stets genau, was wie durchgeführt wurde und wie die Malenden darauf reagiert haben. Diese Dokumentation verschafft Gewissheit über die Interventionen und zeitigt einen beeindruckenden Lerneffekt.

17 Die computergestützte Datenbank ist ein Lehrmittel in der Ausbildung am Institut für Humanistische Kunsttherapie IHK und steht innerhalb der Ausbildung kostenfrei zur Verfügung.

Ein häufiges Anliegen der Malenden ist der persönliche Ausdruck. Dies erfordert im Gespräch über das Arbeitsbündnis eine eingehende Einführung in die Personenorientierte Maltherapie, in der wir davon ausgehen, dass genau das Persönliche die Malenden an die Schwelle des Ateliers gebracht hat. Persönlicher Ausdruck darf nicht mit Einzigartigkeit verwechselt werden. Jeder Mensch ist einzigartig, egal, was er tut. Einzigartigkeit muss daher nicht manifestiert werden. Das Persönliche, Individuelle hängt aber weitgehend von der Auswahl von gelernten Werten ab, insbesondere auch von der Auflehnung gegen diese Werte. In der Personenorientierten Maltherapie nehmen wir die Einzigartigkeit aller Malenden als selbstverständliche Grundlage an. So wird jedes Bild auch einzigartig. Wenn das Eigene jedoch gegen die Werte und dadurch oft übertrieben und bewusst ins Bild umgesetzt wird, entsteht zwar eine momentane Befriedigung, aber keine Lösung des Anliegens. Auf dem Bild entstehen dann phantasievolle Gebilde, die von der Willkür der Malenden gesteuert sind. Alles ist möglich. Oft ist damit auch ein künstlerischer Anspruch verbunden. Die Interventionen der Maltherapeutinnen und -therapeuten richten sich immer nach der jeweiligen Situation der Malenden. Zu Beginn einer solchen Maltherapie ist es ein wichtiges Ziel, dass die Malenden Freude am Malen entwickeln und das Material, den Ablauf im Atelier und die Art der Interventionen kennenlernen.

6.3 Beginn einer Maltherapie

Häufig ist zu Beginn einer Therapie zu beobachten, wie Malende viel zu schnell malen. Im künstlerischen Gestalten, in Kreativkursen, ist das ein beliebtes und auch sinnvolles Vorgehen: Man beginnt, Farbe aufzutragen, damit erst einmal was auf dem Blatt ist, um dann nach und nach zu entscheiden, wie es werden soll. Die Malenden orientieren sich dann an der schönen Gestaltung, am Gefälligen, an bekannten Künstlern, an Wertvorstellungen. Die Phantasien sollen sich entwickeln können, und somit muss man sich auch noch nicht festlegen, alles ist offen. Dann kann so lange am Bild gearbeitet werden, bis es ein gutes Bild geworden ist. Doch wann ist ein Bild ein gutes Bild? Welchen Ansprüchen muss es genügen? Wer sagt, was ein gutes Bild ist? Ist es dann ein gutes Bild, wenn es so aussieht wie die Bilder im Wohnmagazin oder wenn es harmonisch oder im Gegenteil besonders spannungsvoll ist? Sind Bilder dann gut, wenn wir glauben, dass sie anderen gefallen?

Um beurteilen zu können, ob ein Bild gut ist, brauchen wir ein Wertesystem. Diese Werte sind nicht falsch, im Gegenteil, wir brauchen sie, zum Beispiel um Kunst beurteilen zu können. Denn nicht jedes Bild ist Kunst, bei weitem nicht. Was ein Kunstwerk ausmacht, darüber muss dauernd nachgedacht werden. Was ein Kunstwerk ausmacht, wird immer von Wertesystemen bestimmt. So ist das Betrachten von Kunstwerken immer auch ein Betrachten von bestimmten Einstellungen, Vorstellungen.

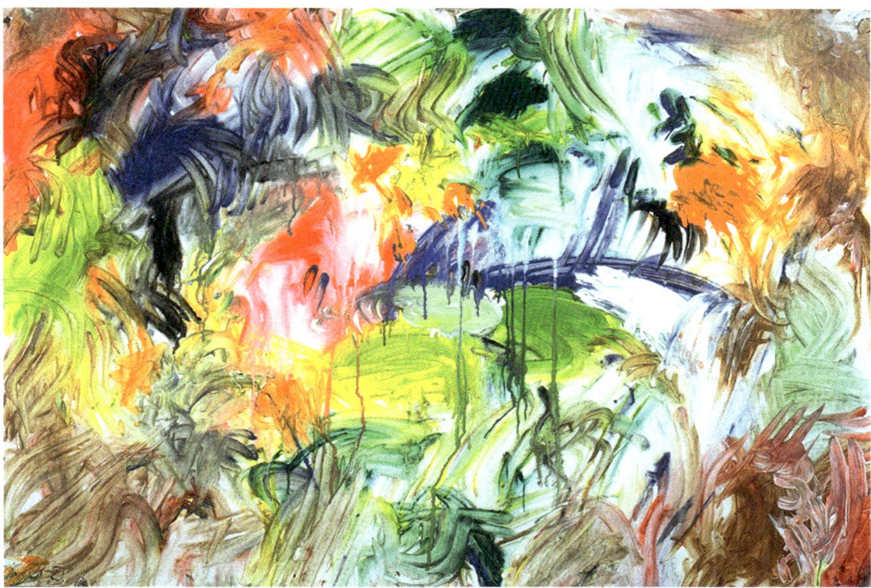

Ein schnell gemaltes Bild, Alex hatte Freude daran. Er war ein bisschen überrascht, dass man dieses Bild auch als chaotisch betrachten könnte.

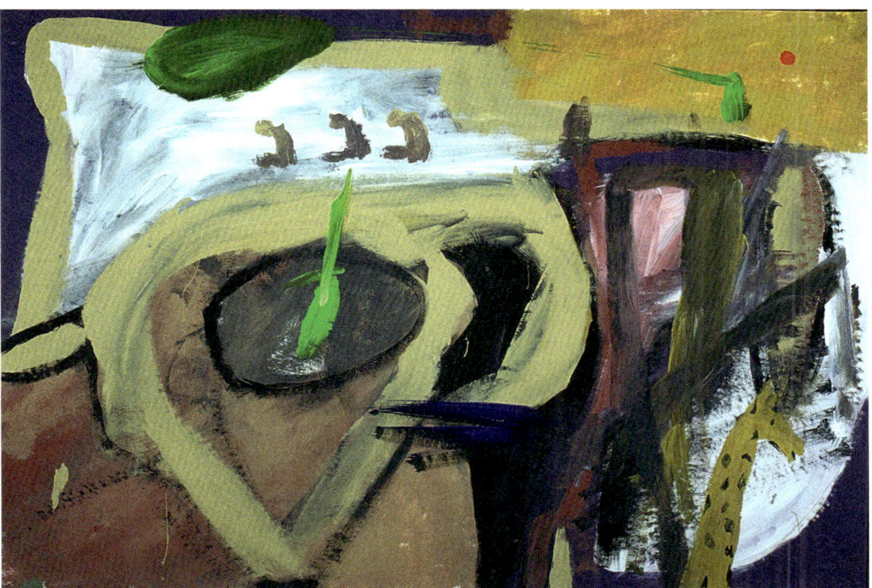

Es entstanden immer wieder solche Ideenbilder, Illustrationen seines „Durcheinanders", das ihn sehr belastete.

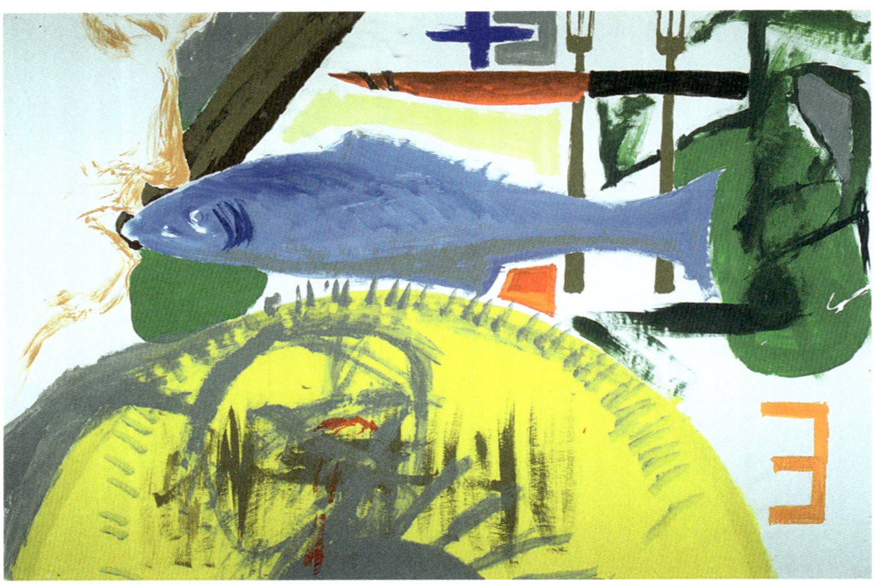

Solche Bilder erschließen sich nicht aus sich selber, sie bedürfen vieler sprachlicher Erklärungen.

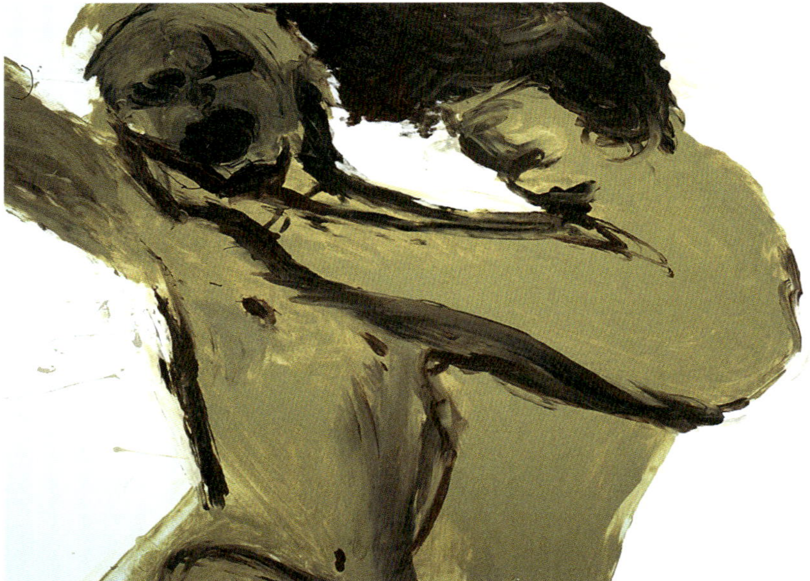

Dies war sein erstes Bild, in dem er seine Wut zu spüren begann. Dieses Bild malte er schnell, er war augenblicklich in seiner Wut. In der Personenorientierten Maltherapie achten wir aber darauf, dass Gefühle gefühlt und nicht ausgedrückt werden. Schnelles Malen von Bildern, denen die Wut anzusehen ist, führt zwangsläufig zu einer Verstärkung der Wut.

Wenn wir malen, was wir wollen, verbleiben wir in unseren Mustern. Wenn wir dagegen achtsam malen und schauen, was entsteht, können wir Neues entdecken. Dazu ist langsames Malen notwendig. Denn nur dann können wir sehen, was entstehen will, und unser Reagieren hinausschieben. Langsames Malen hilft uns, Beziehung aufzubauen, in Kontakt zu treten mit dem, was wir da malen. Wir geben uns damit die Möglichkeit, die Schätze zu entdecken, die in uns schlummern.

Solange die Malenden in diesen Schwierigkeiten verharren, solange sie versuchen, das Problem gedanklich zu lösen, so lange stecken sie im selben Muster. Die Malenden müssen erkennen, dass der Weg nur über das Anerkennen dessen führt, was ist, nicht über das, was sie möchten, nicht über das immer gleiche Denkspiel: „Mir geht es nicht gut, weil ich mich nicht entscheiden kann zwischen zwei Ausbildungen, weil ich mich immer wieder nicht entscheiden kann, weil ich nicht weiß, was ich denn überhaupt will, weil ich nicht weiß, wie es weitergehen soll“ und so weiter.
Das war die Situation von Alex. Er war verzweifelt. Und genau diese Verzweiflung wollte er nicht wahrhaben. Er wollte nicht wahrhaben, dass er selber nicht weiterwusste, er quälte sich damit, dass er es doch selber herausfinden sollte, er spürte, dass er dies nicht schaffen würde, versuchte aber weiter, den gordischen Knoten endlich zu durchtrennen. Lange weigerte er sich einzugestehen, was war. Dass er ganz einfach verzweifelt war. Nicht mehr und nicht weniger. Und dass er genau dies aussprechen, einsehen, anschauen und aushalten musste.
Sein Versuch, herauszukommen, war sein Weg, drinzubleiben. Alle seine Versuche, das Problem in den Griff zu bekommen, mussten scheitern, weil das Problem nur als solches anerkannt und gewürdigt werden konnte. Probleme sind nicht zum Lösen da, sondern um gelebt zu werden. Denn die wirklichen Probleme, die wirklichen Schwierigkeiten, die wirklichen Wahrheiten sind nicht lösbar, sie gehören zum Leben, sie sind das Leben. Mit diesen wirklichen Problemen kann man nie wissen, ob man richtig entschieden hat, denn ob die Auswirkungen der Entscheidung angenehm oder unangenehm sind, zeigt sich erst in der Zukunft. Mit Krankheit, Tod, Enttäuschung, Verlust oder auch „nur“ Entscheidungsproblemen müssen wir einen anderen Weg finden.
Der Malprozess von Alex zeigt, gerafft, anhand einiger nacheinander entstandener, aus einem langen Prozess herausgenommener Bilder den Verlauf vom „einfach mal malen“ über den Versuch der Illustration, wie schlecht es ihm ging, bis hin zur Auflösung des Dilemmas. Es gab keine Auflösung, es gab nur seine Verzweiflung, die zu ihm gehörte, die er anerkennen konnte – eine Verzweiflung, die aus der Angst kam und auch seine Qualitäten verdeckte, seine Kraft, seinen starken Willen, es anzupacken.

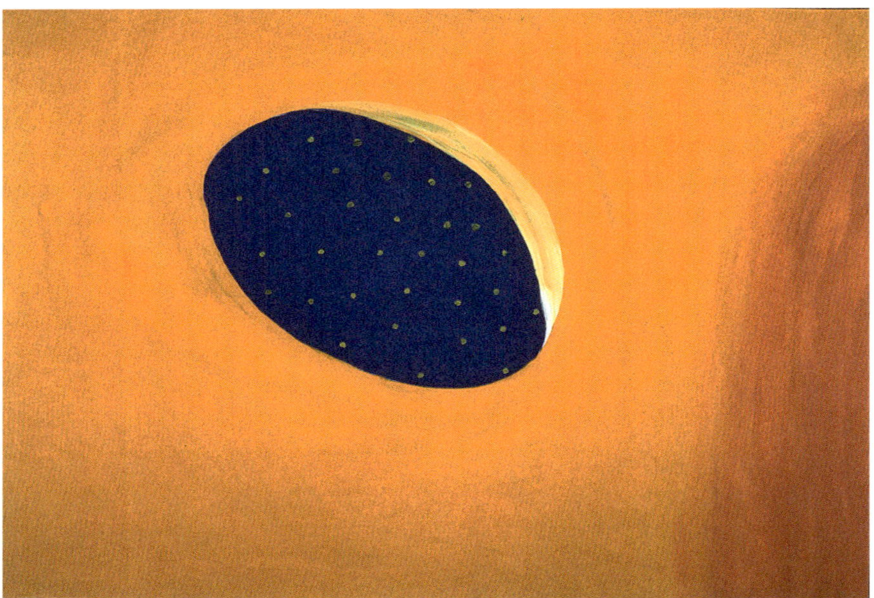

Danach entstanden die ersten ruhigen Bilder, denen er sich einfach zuwenden konnte und Freude daran hatte, auch wenn er nicht wusste, was sie bedeuten sollten.

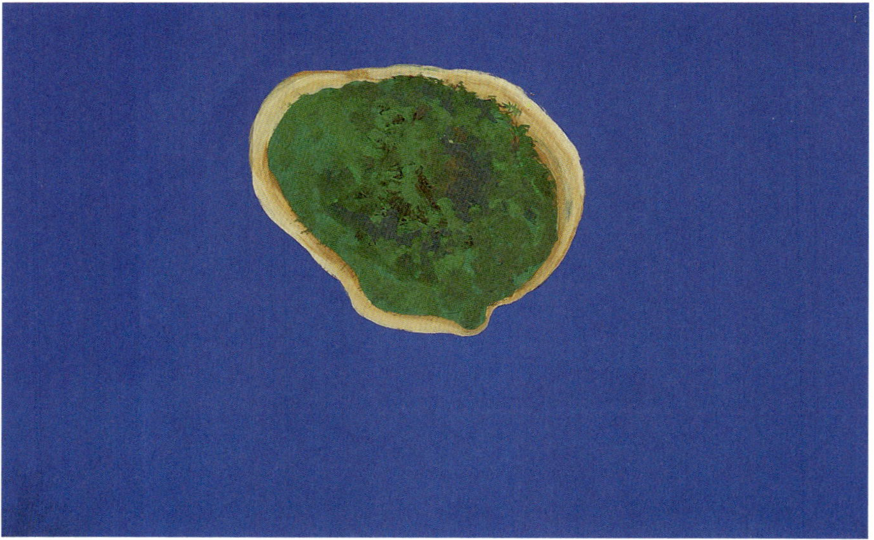

Ein weiteres langsam entstandenes Bild. Zuerst war das Grün. Dann erschien die Insel, und Alex war völlig überrascht und berührt.

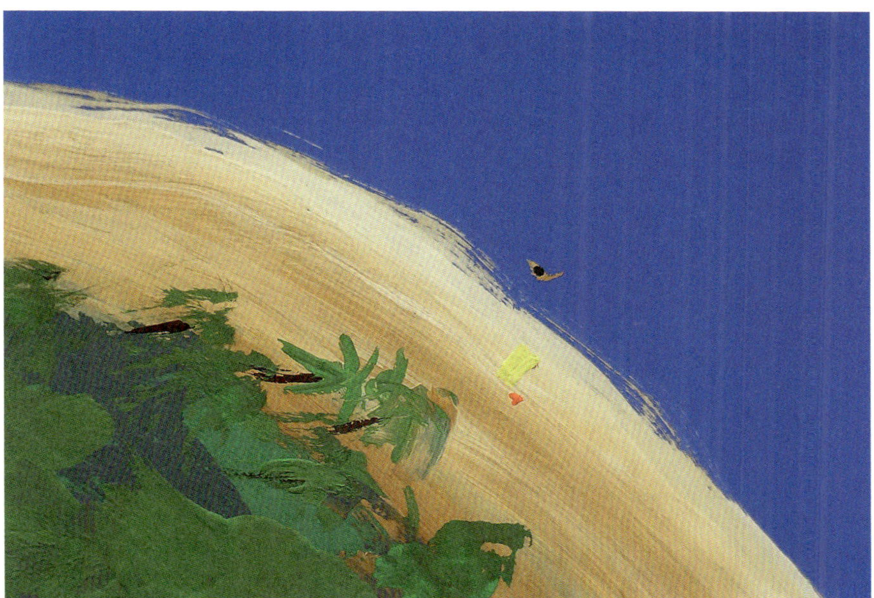

Vor allem, als er noch ganz kleine Palmen, das gelbe Strandtuch und die winzige Figur im Wasser malte.

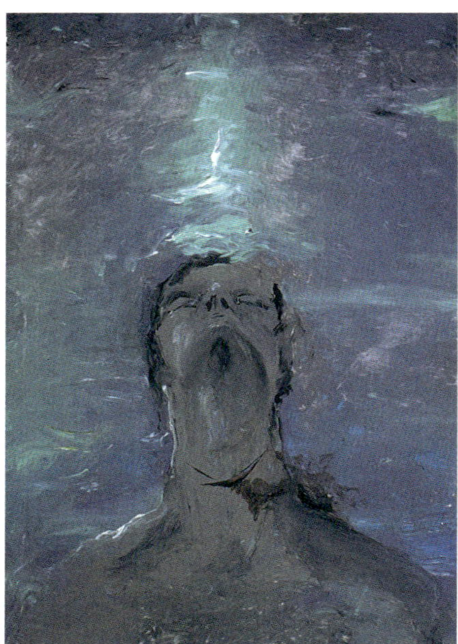

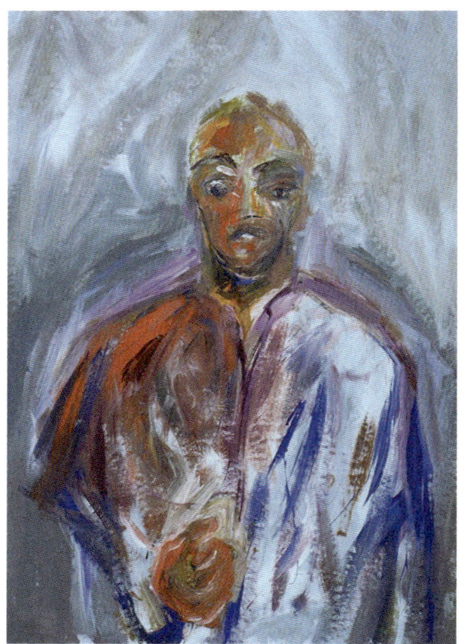

Seine Verzweiflung spürte Alex immer wieder, aber sie hatte jetzt ein anderes Gesicht. Und er begann auch seine Kraft in der Wut zu spüren.

Immer stärker konnte er sich in Ruhe und Frieden seinen Bildern widmen, einem nach dem anderen. Seine schwierige Situation begann sich zu entspannen. Und wo sie schwierig blieb, fand er einen gelasseneren Umgang.

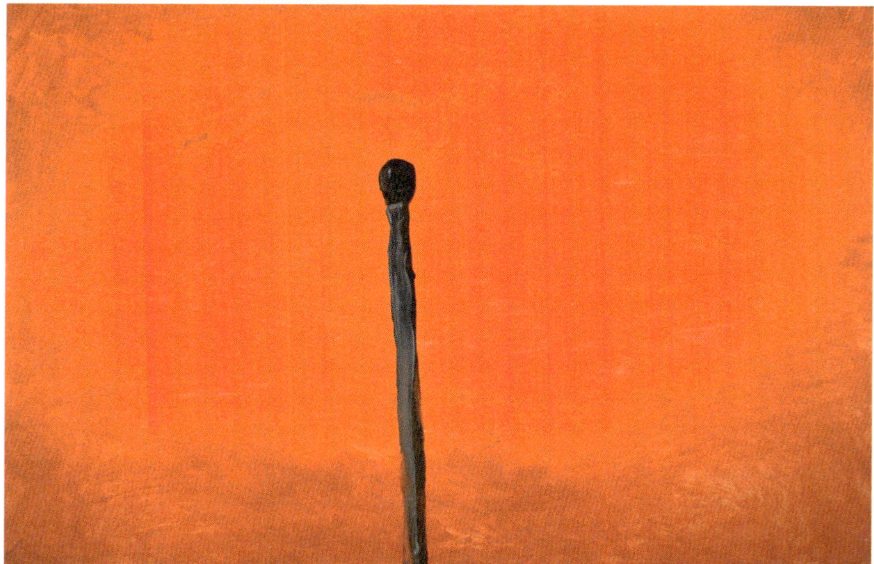

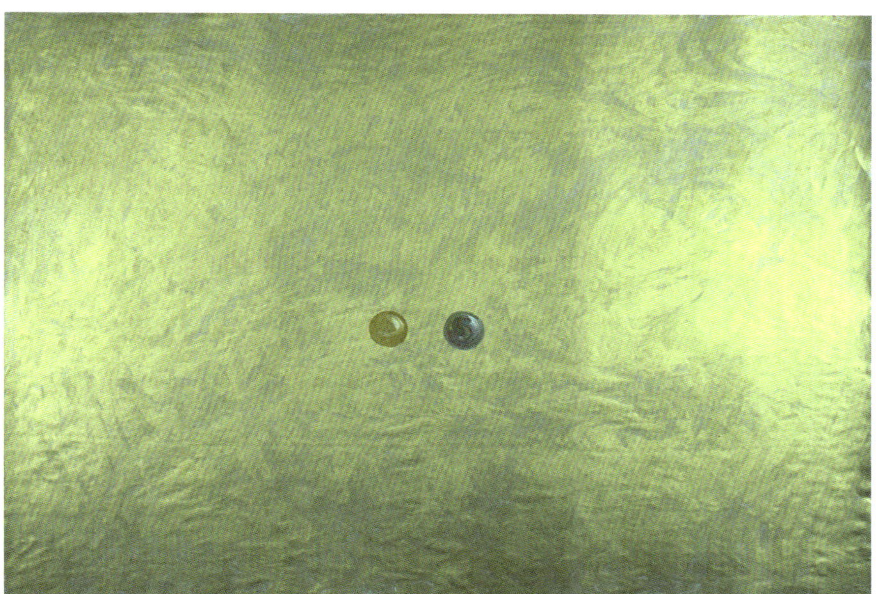

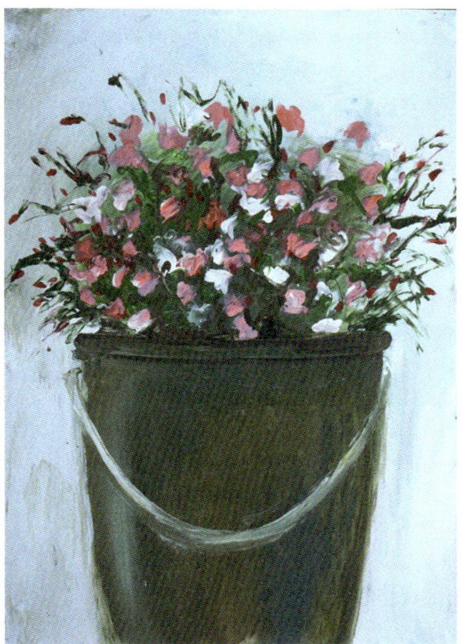

Im Laufe der Therapie konnte Alex die schwierige Entscheidung für eine völlig neue Perspektive fällen; er wagte, was er wirklich wollte, und wurde glücklich damit.

6.4 Verlauf einer Maltherapie

Bruch und Maßnahme

Wie erwähnt, ist Angst das zentrale Gefühl. Das Verflixte mit den Angstgefühlen ist, dass sie eine Handlung unterbrechen (Bruch), und es wird an der Richtigkeit einer Entscheidung gezweifelt. Die Handlung wird dann von der Angst bestimmt und führt zu einer Angst vermindernden Maßnahme. Kaum spüren wir ein Unbehagen (Angst), wenden wir eine Maßnahme an: Wir kaufen einen bequemeren Stuhl, nehmen ein paar Nahrungsergänzungsmittel, kaufen ein neues Auto. Nun ist es nicht so, dass diese Maßnahme vielleicht überflüssig wäre; sie ist vielleicht sogar nötig! Nur soll sie nicht ausgeführt werden, bevor innere Stille und damit klares Denken möglich ist. Dann erst lässt sich die Situation erkennen und durchdacht entscheiden, ob eine Handlung wirklich nötig ist oder nicht. Sehr häufig verstößt das, was die Maßnahme ausgelöst hat, nur gegen überholte Wertvorstellungen, zum Beispiel nach der Pensionierung einmal innerhalb einer gewöhnlichen Arbeitswoche einen Ausflug zu machen. Es kann sich bei ruhiger Überlegung aber auch zeigen, dass Handlung wirklich nötig ist, zum Beispiel ein Arztbesuch wegen ständiger Müdigkeit, den man immer wieder hinausgeschoben hat. Immer wieder auftauchendes Unbehagen kann auch auf eine körperliche Ursache zurückzuführen sein. Neue Erkenntnisse auf dem Feld der Biopsychologie zeigen die beeindruckende und unglaublich komplexe Vernetzung von Körper und Psyche. So kann man heute nicht mehr davon ausgehen, dass die Ursache für ein Symptom allein auf der körperlichen oder ausschließlich auf der psychischen Ebene zu suchen ist. Eine massive psychisch-physische Reaktion auf Angst lässt sich nie auf eine eindeutige Ursache zurückführen.

Die folgende Grafik **(Abb. 4)** zeigt den Ablauf vom Gestörtsein („Das passt mir nicht, das will ich nicht"), das ein entsprechendes Gefühl auslöst, zum Ergreifen einer Maßnahme, welche die Störung beheben soll. Die Maßnahmen sind zwangsläufig bestimmt durch die eigenen Erfahrungen, das eigene Denken, Fühlen und Empfinden.

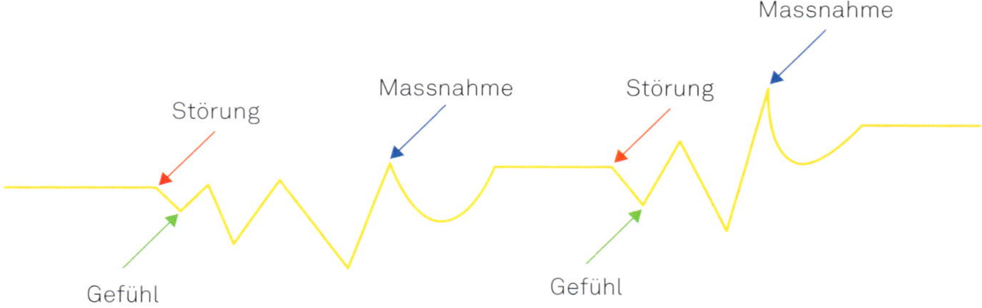

Abbildung 4: Störung, Fühlen, Handeln – ein möglicher Ablauf.

Abbildung 5 zeigt, wie dieselbe Situation bei Einsatz der Personenorientierten Maltherapie verlaufen kann.

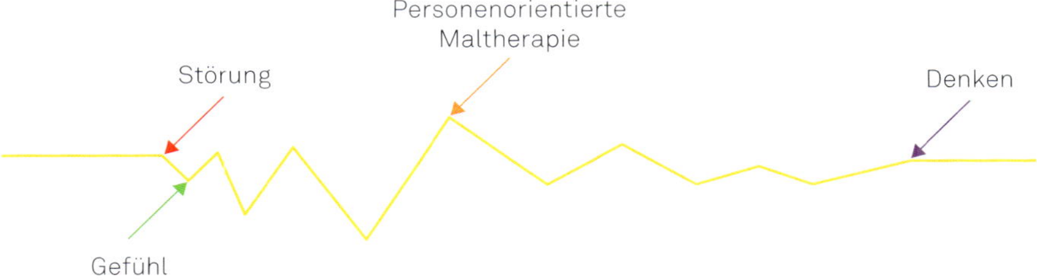

Abbildung 5: Störung, Fühlen, Denken – Personenorientierte Maltherapie kann kurzschlüssigem Handeln vorbeugen.

Die erste Bildidee entsteht meist unglaublich schnell, ja, sie ist eigentlich schon eine Drittelsekunde, bevor wir es wissen, entstanden, wir müssten sie nur noch malen. Aber... Beim Malen führt die Angst, nicht zu genügen, fast immer zu einer Korrektur des ersten Impulses. Es ist eine uralte Angst, normalerweise angeschoben davon, dass sich das Kind mit Erwachsenen vergleicht.

Die Personenorientierte Maltherapie ist ein ideales Übungsfeld dafür, Angst aushalten zu lernen und nicht unmittelbar eine Maßnahme folgen zu lassen.

„So einfach kann das doch nicht sein!" Spätestens vom Kindergarten an hat man uns auf die eine oder andere Weise belehrt, wie „schöne" Bilder auszusehen haben. Auch wenn es heute nicht mehr so schlimm ist wie ehedem, immer noch werden Kinder dazu angehalten, möglichst früh möglichst realistisch, das heißt wie ein Foto, zu zeichnen und zu malen. Beim Versuch, die Kinder zu ermutigen, werden die Zeichnungen aber auch übermäßig gelobt, auch wenn sie den Erwachsenen nicht so gefallen oder zu wenig entwickelt erscheinen. Leider entmutigt das Loben der Bilder. Die Kinder werden diese Bilder wiederholen, um weiteres Lob zu ernten, das aber mit den Wiederholungen spärlicher und unehrlicher wird. Das wiederum spüren die Kinder und geben langsam auf. Kinder tragen, wie alle Menschen, eine von frühen Körpererfahrungen gesteuerte Bilderwelt in sich; sie brauchen keine Anweisungen.[18] Auch wenn sie später als Erwachsene ins Malatelier kommen, stehen ihnen ihre ureigenen Bilder zur Verfügung, und diese drängen darauf, gemalt zu werden.

Nicht nur die Erziehung zu Hause und in der Schule löst Angst beim Malen aus, auch die Psychologie, die, aufbauend auf den verschiedenen psychotherapeutischen Schulen, Bildinterpretationen verbreitet hat, welche in einer weiteren Sequenz auf das Niveau von Boulevardzeitschriften verdünnt wurden: „Sag mir, was du malst, und ich sage dir, wer du bist." So darf man nichts nach links Gehen-

18 Bettina Egger: *Urformen des Malens*. Bern: Hogrefe, 2015.

des malen, denn das führt in den Tod, nach rechts ist es Flucht, nach oben ist es abgehoben, nach unten unbeweglich, in der Mitte plump – ja, wohin soll man denn noch ungestört malen?

Kleine Kinder verallgemeinern, was ihnen beigebracht wird. Sie beziehen es auf sich selbst und ziehen ihre eigenen Rückschlüsse. Wenn Eltern viel arbeiten müssen und ihre Kinder aus lauter Müdigkeit anhalten, leise zu sein, bleiben dem späteren Erwachsenen nur noch die hartnäckigen, lebensbestimmenden Sätze: „Ich bin zu laut", „Ich muss mich zurücknehmen", „Ich mache es falsch". Diese Sätze tauchen in jeder verunsichernden Situation wieder auf. Diese Sätze waren ja unmittelbar mit den damaligen Ereignissen verbunden, die Unsicherheit vermittelt haben.

Malen verunsichert. Auch Malende, die schon jahrelang regelmäßig im Atelier gemalt haben, verspüren jedes Mal wieder diese Unsicherheit, diese Angst vor dem weißen Malblatt. Es ist genau die gleiche Angst, die man vor jeder neuen Erfahrung verspürt. Jedes Bild, das dennoch gemalt wird, langsam und die Angst ertragend, wird das nächste Stück Boden des Weges, der zu Mut und Mitgefühl führt.

Der erste Impuls

Der erste Impuls ist das, was ungebeten, sekundenschnell gedacht und / oder gesehen wird. Er tritt jederzeit auf und wird fast immer verworfen: „Das ist langweilig", „Das habe ich schon mal gemacht", „Darauf habe ich keine Lust", „Das kann ich nicht"... Sowohl der Impuls als auch die Reaktion darauf wird augenblicklich vergessen. Dann stehen die Malenden vor dem weißen Blatt und wissen nicht, was malen. Für die Maltherapeutin, den Maltherapeuten ist das der Moment, in dem sie/er nach dem ersten Impuls fragen kann. Dabei braucht es etwas Zeit, denn die Malenden müssen stückweise in ihren Gedanken und Gefühlen zurück zum ersten Impuls geführt werden.

Barbara malte einen grünen kreisförmigen Fleck oben links. Sie setzte so durchaus ihren ersten Impuls um. Aber dann geriet sie in innere Not.

„Was jetzt?" Die Malende wusste nicht weiter. Ihr erster Gedanke war: „Das ist nichts, das muss etwas werden." Um ihrer Unsicherheit auszuweichen, begann sie einen Baum aus dem grünen Kreis vorzuzeichnen, dazu eine Linie für die Berge. Das Bild hätte problemlos so fertiggemalt werden können; wie ein Ausmalbild. Es wäre wohl eine Berglandschaft mit Baum geworden. Der Weg zum Neuen führt aber über das Aushalten der Unsicherheit.

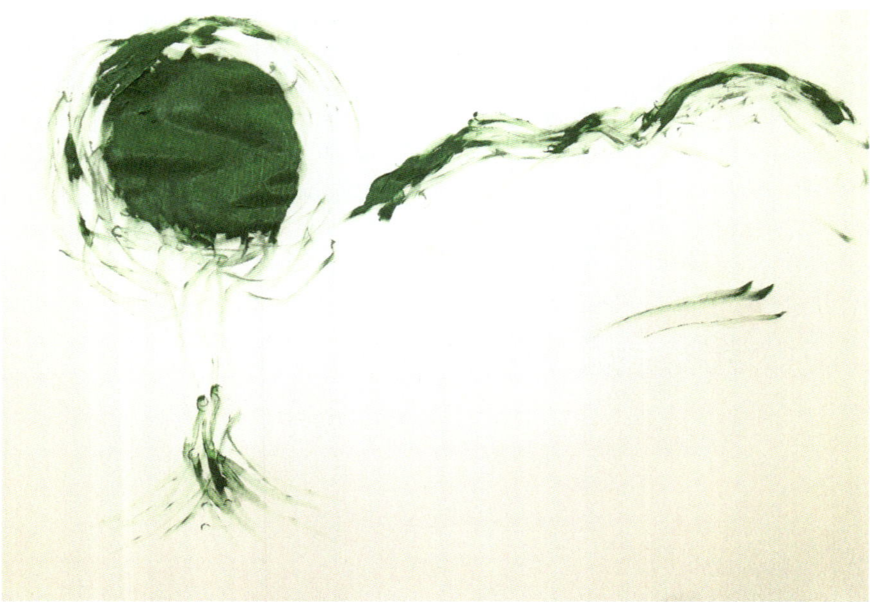

„Wie kannst du wissen, was rechts ist, bevor du nicht mit der Farbe dorthin gelangt bist? Beginne um das Grün herum weiterzumalen. Welche Farbe kommt jetzt?" Barbara malte, ohne zu wissen, wohin es führen würde, mit Gelb weiter, vorerst angeschlossen an das Grün. Plötzlich malte sie eine Spirale in den leeren Raum hinein.

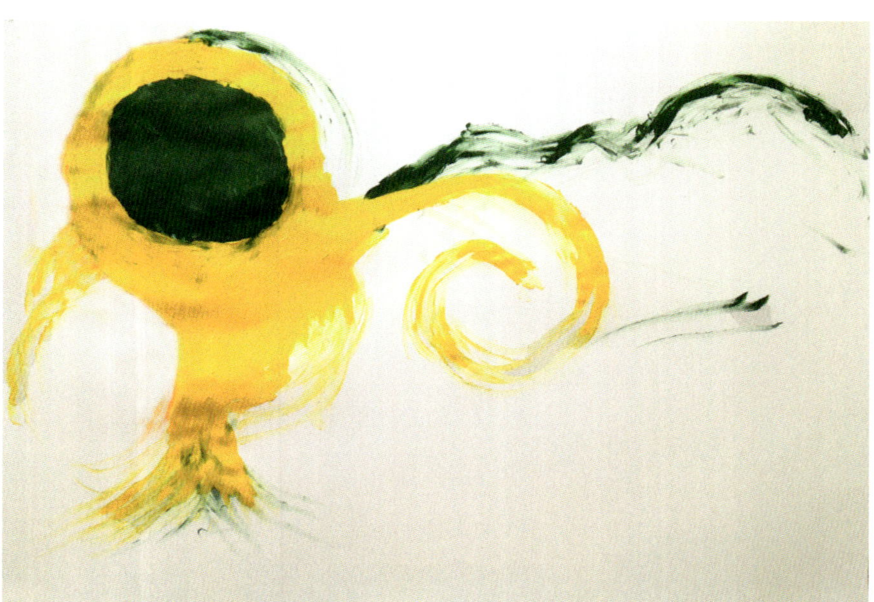

„Was ist jetzt passiert?“ – „Das ist zu eingeschlossen, zu eng, es muss etwas raus, sich Platz nehmen, in Bewegung kommen ...“
„Wie kannst du wissen, was rechts ist, bevor du nicht mit der Farbe dorthin gelangt bist? Beginne um das Gelb herum und male weiter. Welche Farbe kommt jetzt?“
Barbara malte mit Orange weiter und wechselte anschließend, als diese Farbe nicht weiterging, zu Grün.

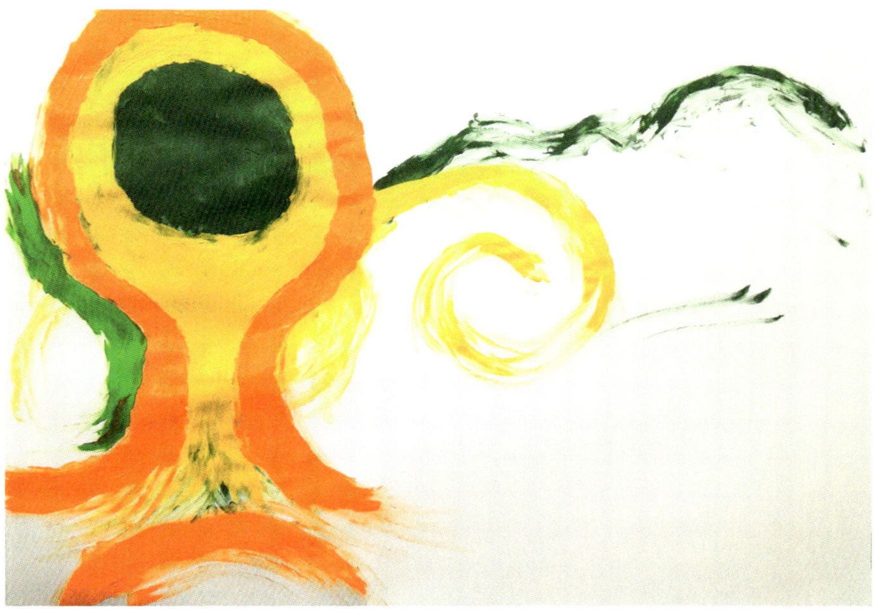

Plötzlich malte sie wieder eine Spirale, dieses Mal in Orange.
Die eigenen Interpretationen verleiten die Malenden immer wieder zu Maßnahmen. Barbara interpretierte das Geschlossene ihrer Form als eingeschlossen, was sie negativ bewertete. Wenn Barbara die geschlossene Form zum Beispiel als „gehalten“ interpretiert hätte, wäre wohl ein völlig anderes Bild entstanden.

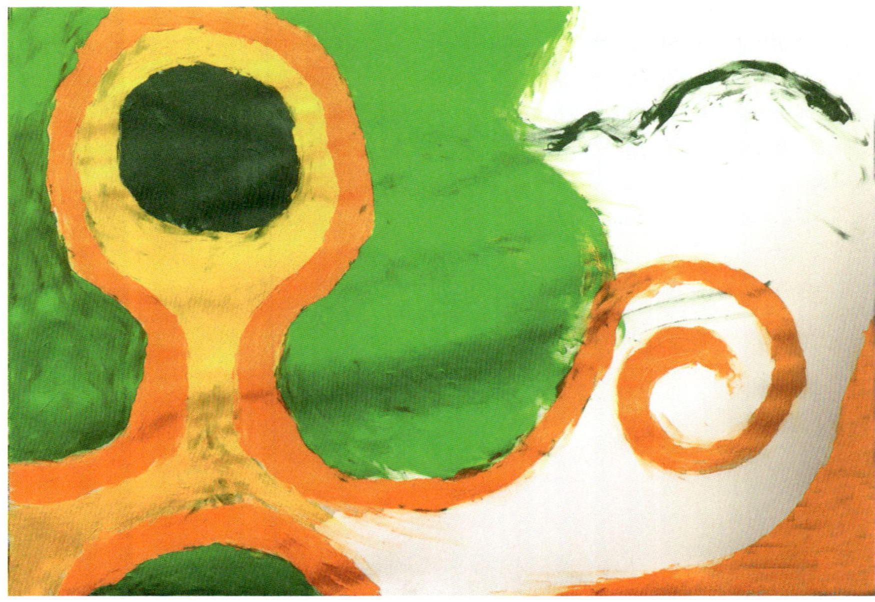

„Schau dir das Bild an. Was möchte es? Stell dir das Bild vor, mit und ohne die Spirale. Bei welcher Variante kannst du besser atmen?“

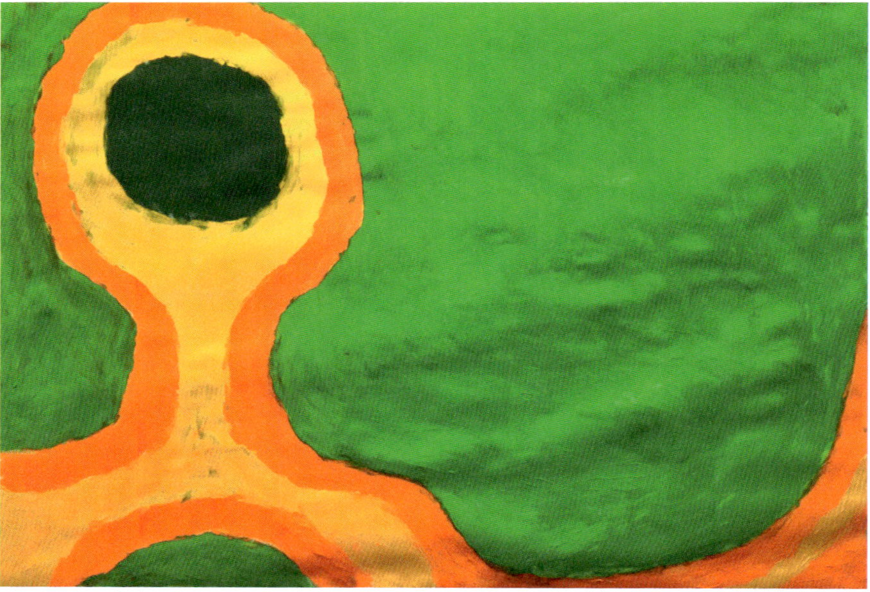

Das Bild wurde einfach und schön. Es stellte sich kein Gefühl von „Eingeschlossensein“ ein, Barbara wurde ruhig.

Die Rückkehr zum ersten Impuls
Immer wieder befinden wir uns in heilloser Verwirrung und wissen nicht, wie das gekommen ist. Wir haben nicht richtig geschaut, nicht richtig zugehört, uns nicht auf unser Gespür verlassen, sondern dem Ratschlag innerer und äußerer Stimmen gehorcht und uns von unseren Gedanken leiten lassen, die von Angst gesteuert waren. Wir haben uns auf das Bekannte verlassen.

In dieser Situation ist es nützlich, wenn irgend möglich unvoreingenommen auf die ursprüngliche Frage, das ursprüngliche Ereignis zurückzukommen. In der Personenorientierten Maltherapie ist das problemlos machbar.

Nachdem sie die schwarze Spirale gemalt hatte, sagte Carla: „Ich weiß nicht weiter." Sie stand ratlos vor dem Bild. Es war nicht fertig, aber was noch fehlte, wusste sie auch nicht.

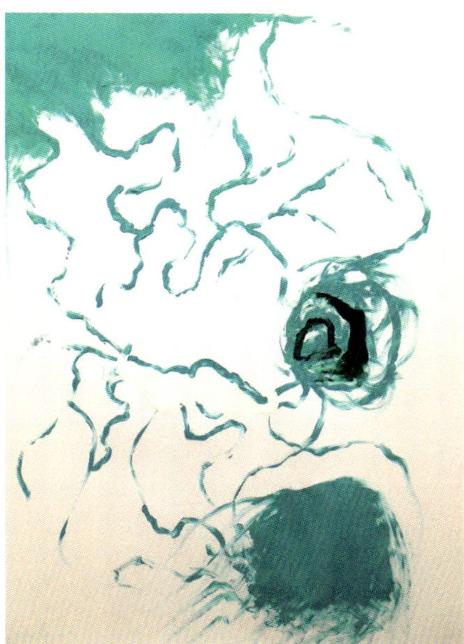

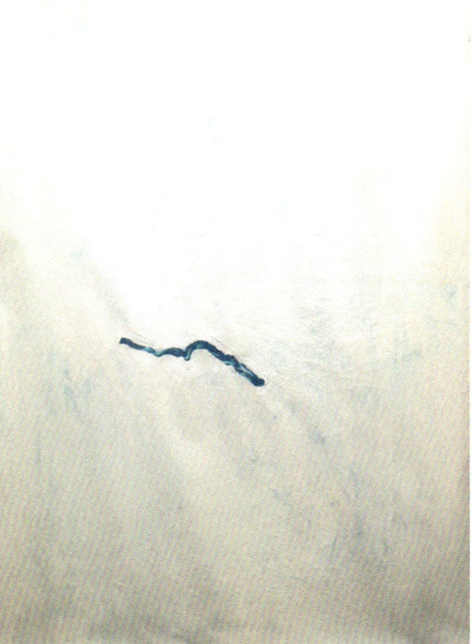

„Was war der erste Impuls, das Erste, was du gemalt hast?" Sie zeigte es der Maltherapeutin. „Übermale alles, was du danach gemalt hast."

Carla betrachtete das Bild, atmete auf und war tief berührt.

Die nächste Farbe

Die nächste Farbe ist immer wieder eine Herausforderung, wenn der erste Impuls geschafft ist. Was schließt sich an? Muss es gefallen, und was für ein Kriterium lässt sich einsetzen? Wie macht man das? In der Personenorientierten Maltherapie nehmen wir den Faden des ersten Impulses auf. Dieser bestimmt den weiteren Verlauf des Bildes.

Der nächste Schritt nach dem ersten Impuls ist irgendeine Farbe, die irgendwo an die erste Farbe anschließt und irgendwo und irgendwie wieder aufhört.

Die erste Form und Farbe, das hellblaue Oval, war geschafft. Dario war ergriffen, das Blau hatte genau die richtige Farbstufe und Helligkeit.

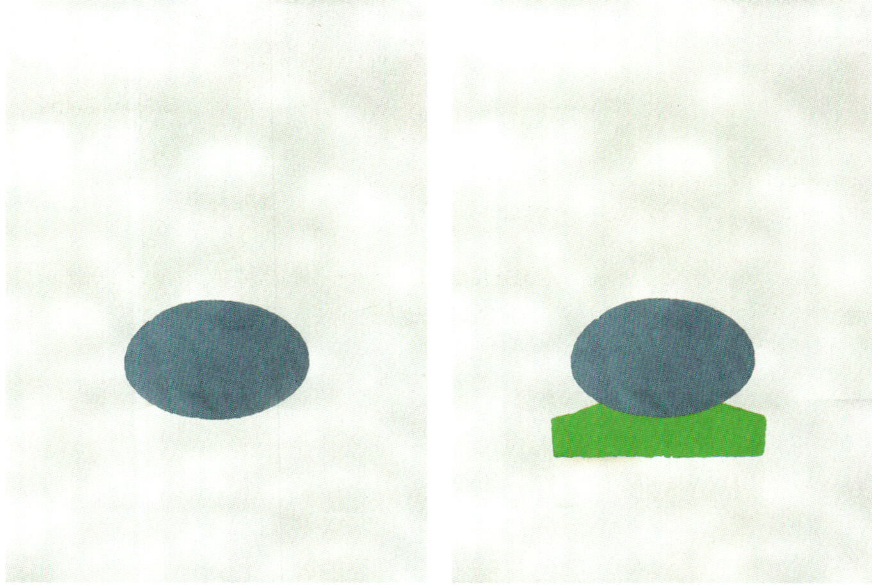

Als Nächstes wählte er zielsicher ein helles Grün. Auch diese Farbe und Form beglückte ihn. Das Bild war ruhig.

Die nächste Farbe – Orange – schloss sich an.

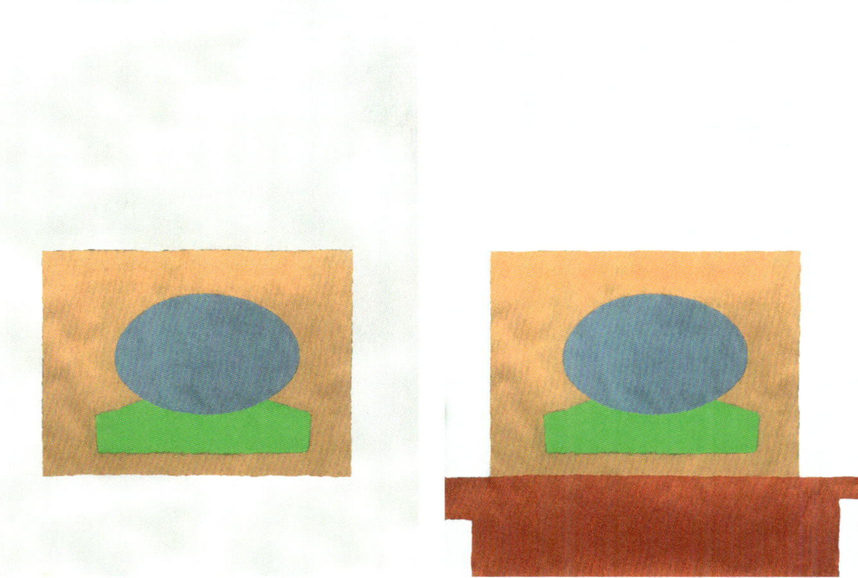

Kein Problem mit der nächsten Farbe, Rostrot. Sie schloss sich wiederum bedächtig an, Dario malte sie sorgfältig und ohne Stress.

Die schwarze Farbe war klar, sie fügte sich nahtlos an. Dario fragte sich nur, ob er das Rostrot ganz bis zu den Blatträndern malen sollte oder nicht. Die Antwort auf diese Frage wurde auf später verschoben.

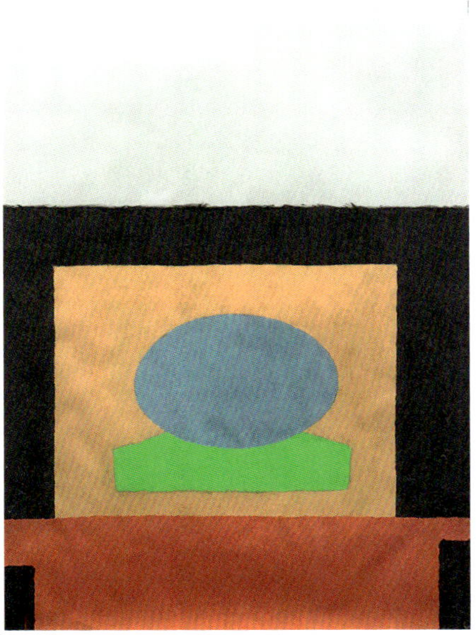

Die Malsequenz war zu Ende, das Bild blieb unfertig und sollte in der nächsten Sitzung weitergemalt werden.
In der nächsten Malsitzung hing das Bild am Platz, als Dario hereinkam. Er schaute es sich an und dachte: „Das Blau stimmt nicht, ich habe es hell und vor allem ganz leuchtend in Erinnerung. Das muss ich ändern." Sofort begann er das Blau mit einem helleren Blauton zu übermalen.

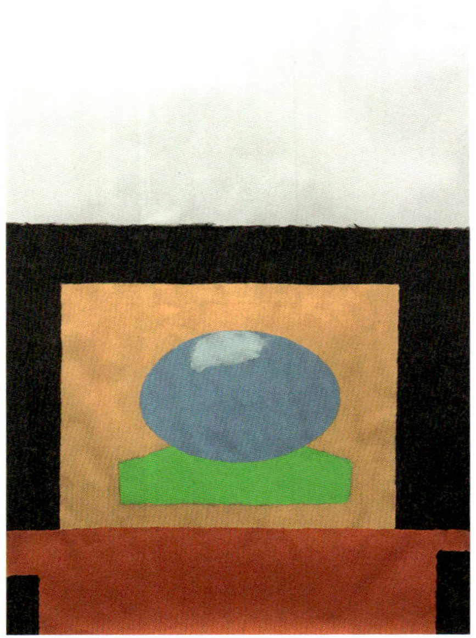

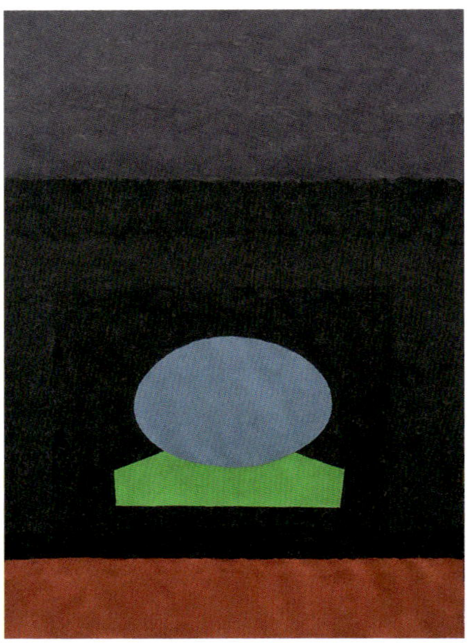

„Stopp! Was machst du da?"
Dario erklärte der Maltherapeutin, dass das Blau nicht mehr stimme und er es jetzt anpassen wolle.
„Das Blau war das letzte Mal perfekt. Das ist es immer noch. Wenn es sich verändert hat, dann wegen der Farben darum herum. Male das Blau wieder so, wie es war, und schau, was an den umliegenden Farben verändert werden muss, damit das ursprüngliche Blau wieder strahlen kann."

Es war kaum zu glauben: Obwohl er das Blau und das Grün nicht verändert hatte, leuchteten beide Farben wieder. Auch die Frage, ob er das Rostrot bis an die Blattkante malen soll, hatte sich geklärt, es wurde etwas schmaler. Das Bild war gelöst, Dario war verblüfft und beglückt. Es wurde ihm ganz deutlich, dass das, was ist, oft nicht verändert zu werden braucht. Es muss ein neuer Rahmen, eine neue Ansicht dessen geschaffen werden, was ist.

Herausforderungen

Esther malte die graue Form. Sie hatte keine Ahnung, was es sein könnte, wollte aber die Form so stehenlassen. Dann begann sie, anschließend an die graue Form mit Rot weiterzumalen. Da erinnerte sie sich an ihre Chinareise, die sie tief beeindruckt hatte. Die Form und das Rot erinnerten sie an einen Türklopfer, den sie dort gesehen hatte.

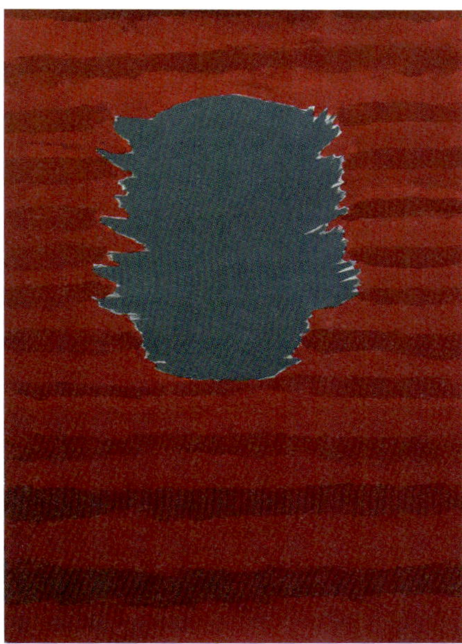

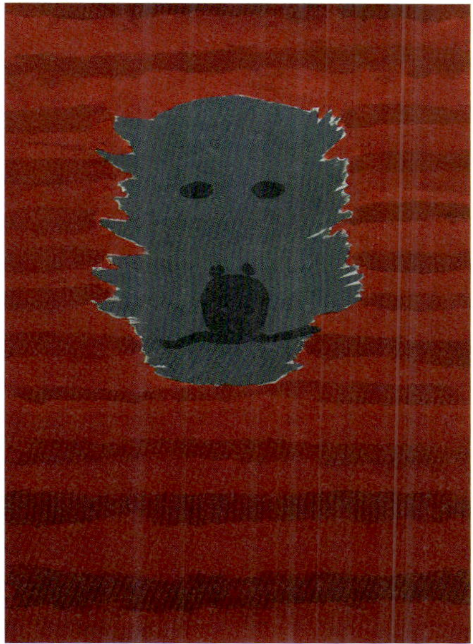

Esther hätte das Bild gerne so belassen. Die Erinnerung war da, das freute sie. Gleichzeitig spürte sie den Wunsch, den Türklopfer realistisch zu malen. Doch davor hatte sie Angst. Sie war keine geübte Malerin, und ihr technisches Können schien ihr viel zu gering. Dann würde sie das Bild doch lieber so lassen. Sie wollte es nicht kaputt machen.
Der Maltherapeut bestärkte sie aber darin, das kleine Risiko einzugehen und es zu versuchen.

Langsam sich herantastend malte sie den Türklopfer.

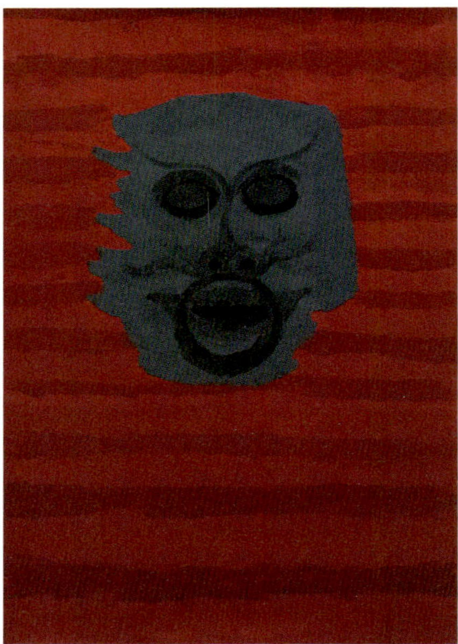

Esther war überrascht und hocherfreut über das Resultat. Jetzt war es wirklich der Türklopfer. Jetzt war er da. Das fühlte sich ganz anders an.

Neue Wege

Neue Wege entstehen während des Malens, nicht danach. Wenn wir Menschen beim Malen beobachten, sehen wir immer wieder kleine Unterbrechungen, in denen sie durch ständiges Vergleichen und Bewerten in Versuchung geraten, doch noch etwas Schönes, Richtiges, Stimmiges zu erzeugen. Und was ist schön, richtig, stimmig? Das, was man kennt. Das Neue ist immer fremd, schräg, gefällt nicht.

In der Personenorientierten Maltherapie wird gelernt, das Ungewohnte ohne Korrektur auszuhalten.

Franziska malt schon seit vielen Jahren. Sie wählte ein gemischtes Orange, das ihr nicht besonders gefiel, das ihr aber ins Auge gestochen hatte. Sie malte damit einen Strich.

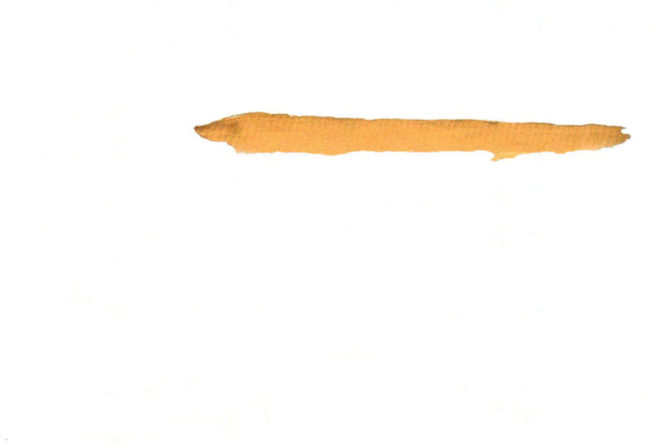

Merkwürdig. „Ja nun“, dachte sie, „nächste Farbe. Blau.

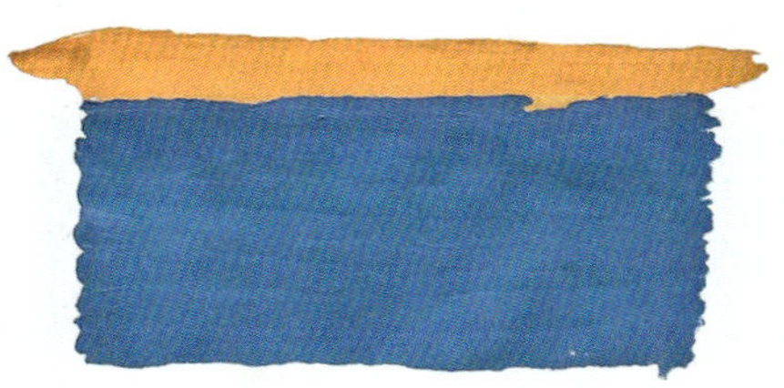

Was soll das? Keine Idee. Es ist unangenehm. Es braucht etwas darunter.

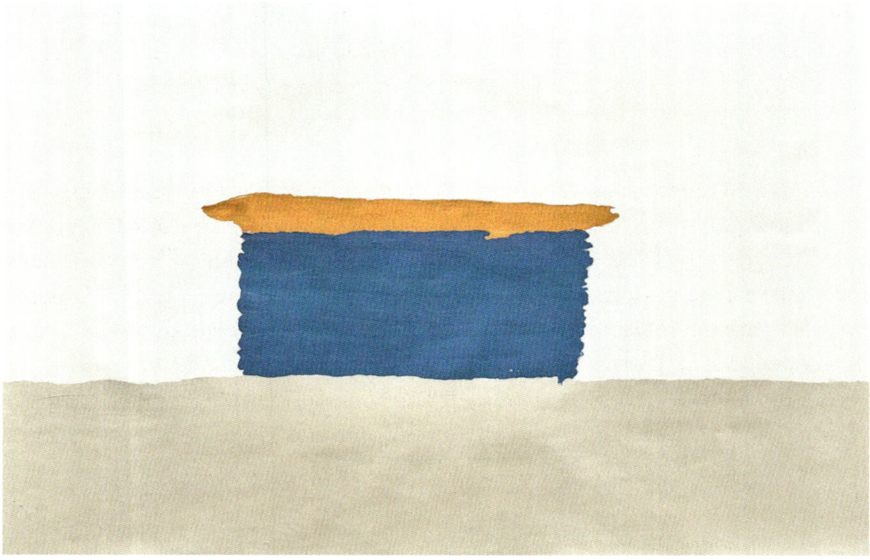

Keine Ahnung, warum ich das so male. Es gefällt mir nicht, aber es kommt mir auch nichts in den Sinn. Es braucht noch Farbe oben."

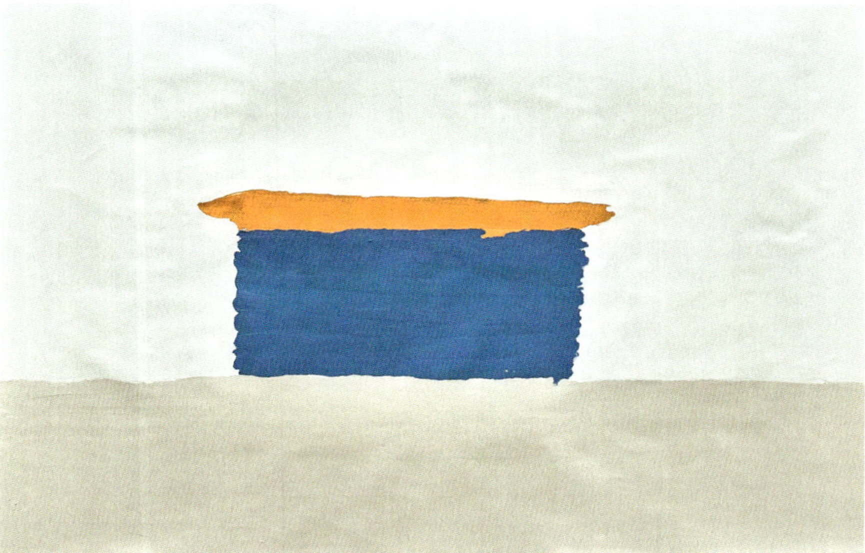

Am Schluss gefiel ihr das Bild überhaupt nicht. Sie fand es hässlich und belanglos. Das Einzige, was bemerkenswert war: Sie hat sich in der darauffolgenden Zeit immer wieder daran erinnert.

Neue Wege führen nicht immer unmittelbar an ein befriedigendes oder zumindest erkennbares Ziel heran. Es braucht viele Bilder, stetig gemalt, bis die Malenden innerlich bereit sind, das, was im Angebot steht, auch zu erkennen.

Die Überraschung

Das Gehirn ist darauf angewiesen, mit Energie sparsam umzugehen. Darum versucht es, möglichst alle Abläufe so schnell wie möglich in Routine umzuwandeln: gehen, essen, schreiben... Das Gehirn wacht nur wirklich auf und ist vor allem erst dann lernfähig, wenn sich etwas Unerwartetes ereignet. Beim Malen heißt das, dass man irgendwann im Malprozess etwas hören, sehen und tun muss, das eine neue Erfahrung ist.

Routine für das Gehirn ist unter anderem auch die innere Litanei, die permanenten Mantras: „Ich kann das nicht – ich bin unbegabt – das hab ich schon mal gemacht – das ist nicht gut genug ..." Alles Sätze, die von Kindheit an zu einer festen Überzeugung mitgewachsen sind und die kleinen Risiken, die zu Überraschungen führen können, verhindern.

Gabriele malte eine weiße Form, ließ daraus einen Vogel wachsen. Dann bettete sie ihn in den Himmel ein.

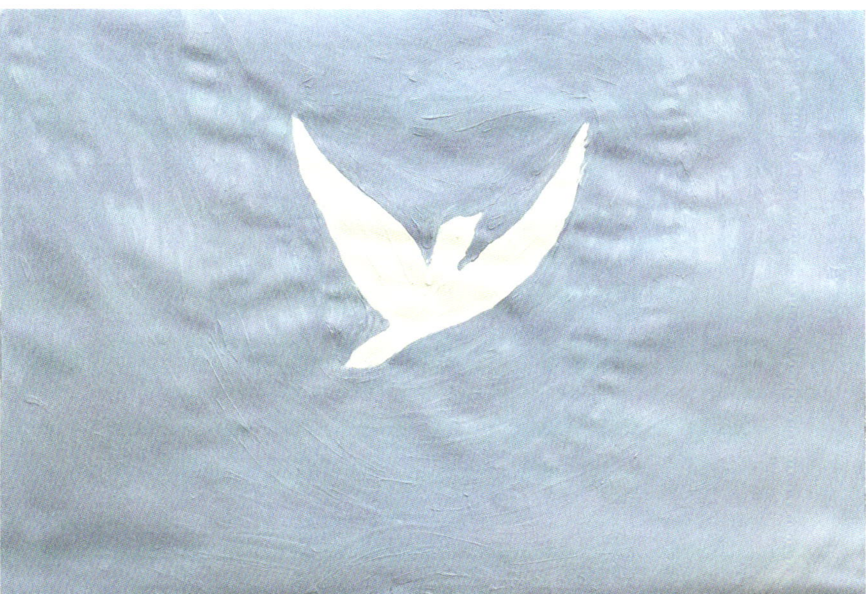

Das Bild war fertig, und sie war sehr berührt.

Nun sollte ein nächstes Bild gemalt werden. Gabriele hatte den Impuls, schwarz zu malen, und sie ließ ihre Hand malen. Wieder entstand ein Vogel.

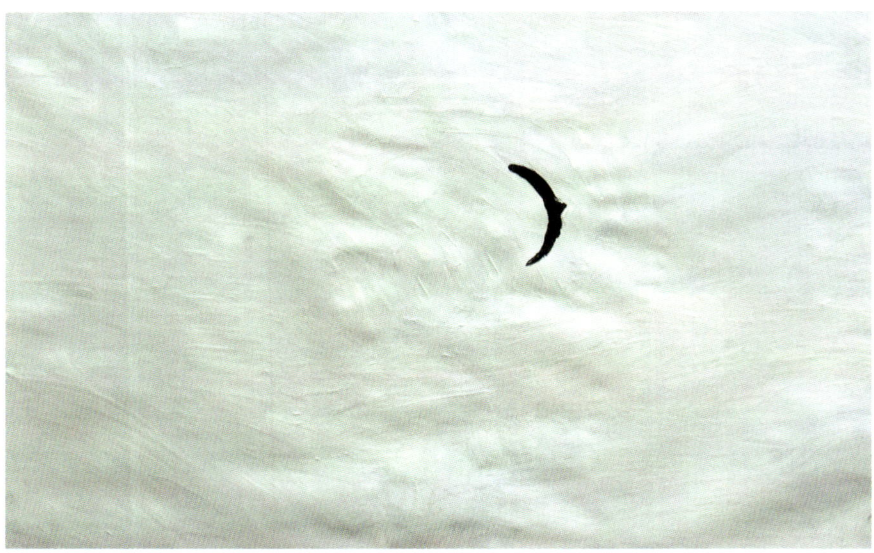

Wie weiter?
Plötzlich erkannte Gabriele, dass es auf diesem Bild noch einen zweiten Vogel gab, und malte ihn dazu.

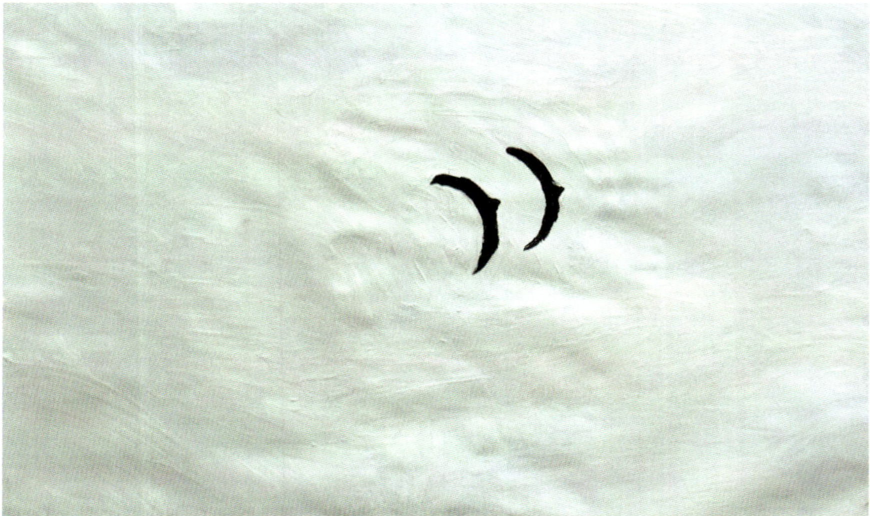

Die Überraschung war groß und die Freude auch.

Anerkennen, was ist

Immer wieder geht es darum, anzuerkennen, was ist. Die Bilder führen die Malenden oft über Zufälle zu dem, was sie eigentlich tief in sich wissen, was sie noch nicht glauben können. Das sichtbare, bleibende Bild gibt Antwort auf drängende Fragen.

„Ich habe mit Grün begonnen, darauf hatte ich richtige Lust, und zwar auf genau dieses Grün. Es erinnerte mich an einen Strampelanzug, den wir für unsere neugeborenen Kinder hatten.

Zuerst war die grüne Fläche ein Frosch, ein kleines, freches Irgendwas, das sich ganz hartnäckig von oben herab aufs Bild geklebt hatte. Meine Malbegleiterin wusste genau um meine Situation. Sie wusste, dass die Frage, ob wir noch ein viertes Kind möchten, mich und meine Familie sehr beschäftigte.

Ich konnte mich nicht wehren. Es entstand ein Kindlein. Es war wichtig, dass meine Malbegleiterin mich ohne Druck begleitete. Hätte es unbedingt ein Kindlein werden müssen, hätte ich vielleicht blockiert. Wäre es sicher nicht ein Kindlein gewesen, ebenso. Das Wichtige am Prozess war, dass ich selbst entschied.

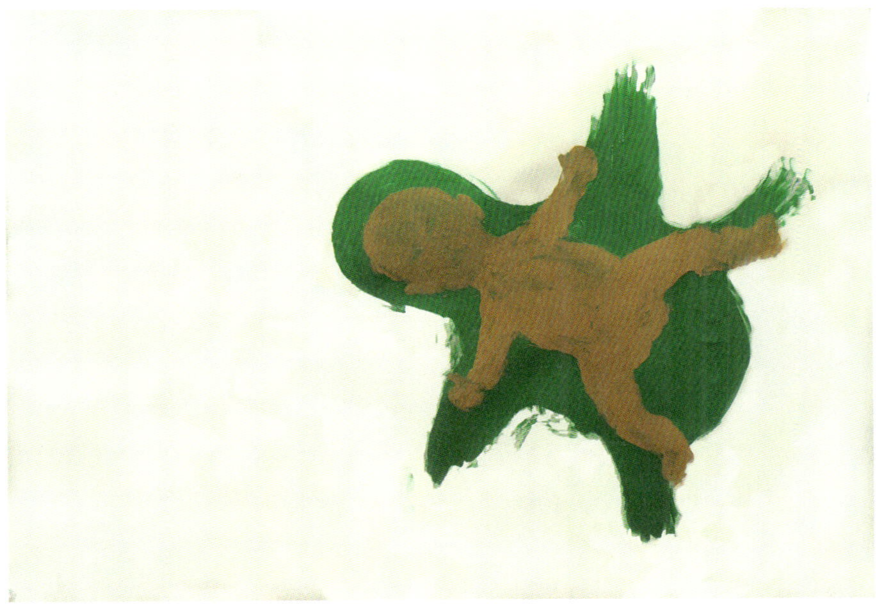

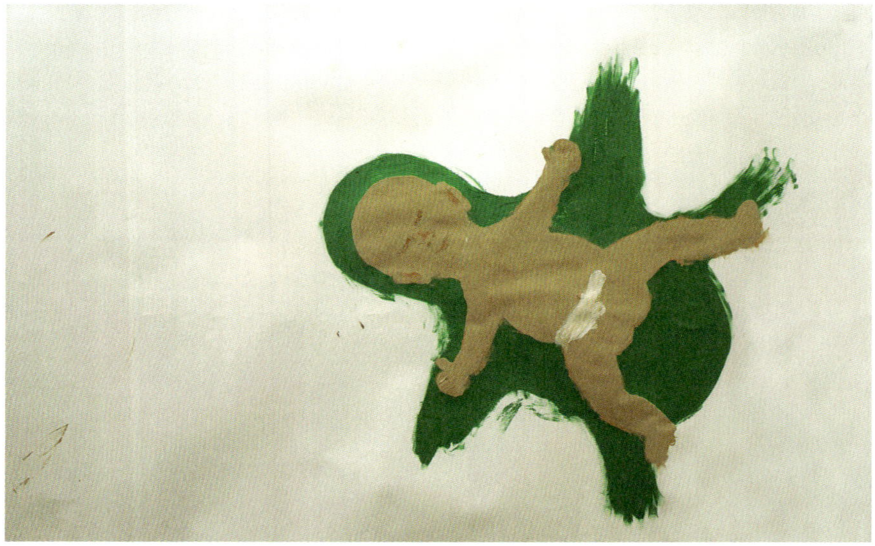

Ich erinnere mich gut, dass ich, sobald ich ein Kindlein gestalten durfte, alles um mich herum in die Ferne rückte. Ich war sehr bei mir und dem Bild. Obwohl es sehr anstrengend war, zu klären, ob es nun in Windeln dort lag oder in einem Strampelanzug, ob es ein Knabe oder ein Mädchen werden wollte. Ich habe viel geweint um dieses Kind, besonders als dann klar war, dass es ein Mädchen wurde.

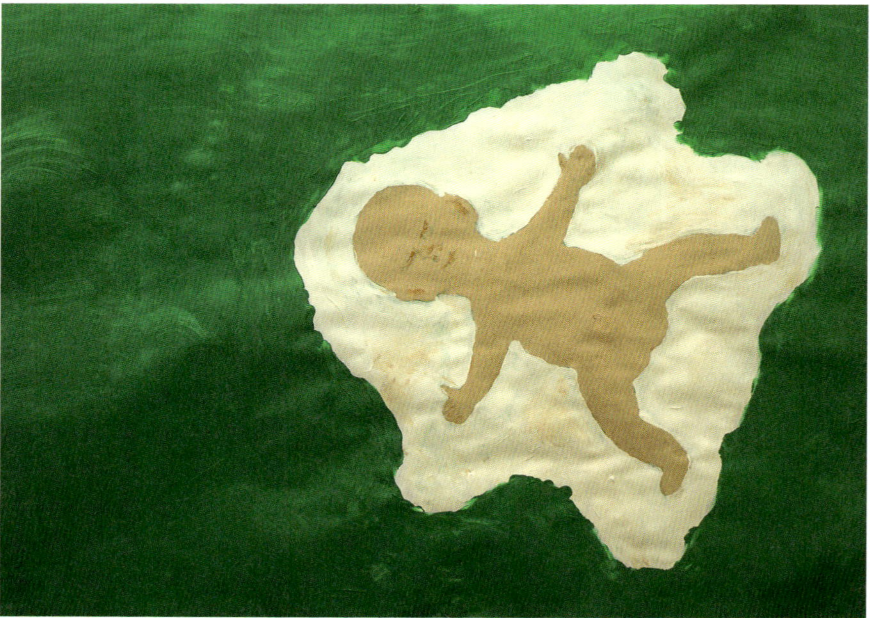

Während des Malens war es ganz okay, dass ich so von der Seite auf das Kind sah. Zum Schluss kam immer häufiger der Drang auf, das Bild zu drehen, und dann brachte der Zufall, dass meine Malbegleiterin das Bild in der Eile zuerst andersrum aufhängte. Als es so da hing, wurde es deutlich: Das Bild gehörte einfach so herum gedreht.
Und jetzt schien es mir, als ob ich das Mädchen gleich aufheben und halten könnte."

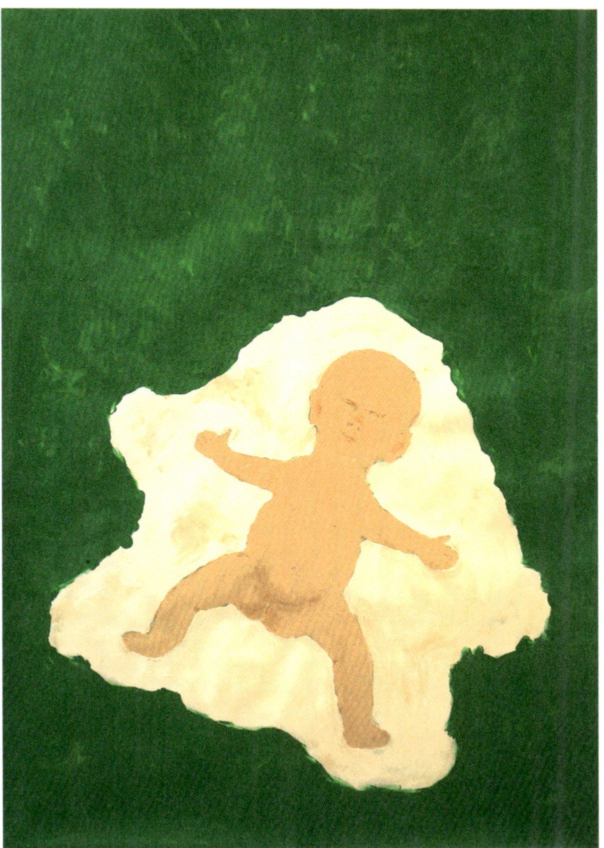

Heidi wurde kurz darauf schwanger und ist unterdessen glückliche Mutter eines Mädchens.

Berührt sein

Berührtsein stellt sich bei den Malenden und gleichzeitig bei den Maltherapeutinnen und -therapeuten ein. Berührtsein ist eine Stimmung, eine Atmosphäre, die entsteht, wenn das Bild sich voll entfaltet hat. Es gibt dann keine Worte mehr. Hie und da bekommen die Maltherapeutinnen und -therapeuten und die Malenden feuchte Augen beim gemeinsamen stillen Betrachten des Bildes.

Es war das erste Bild einer Malenden in einem Einführungskurs. Wir kannten uns nicht. Ilse war im Stress, denn der Einführungskurs gilt auch als Aufnahmeprozedere für die Ausbildung. Sie malte das erste Mal mit diesen Farben, in einem solchen Atelier, zusammen mit unbekannten Menschen, die ebenfalls ein bisschen gestresst waren.
Und dann kam ein solches Bild, ein roter Strich, und sie wusste nicht weiter.

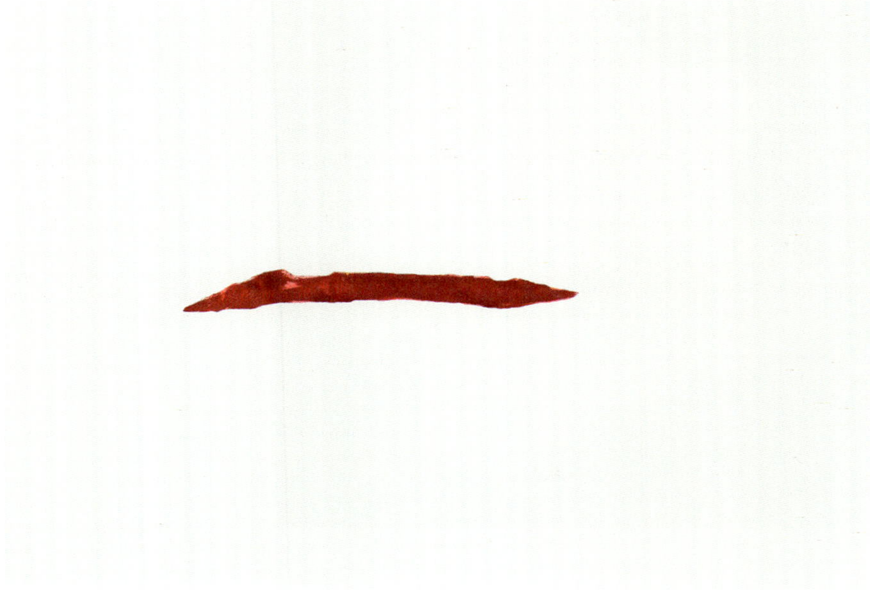

„Das ist jetzt doch etwas peinlich. Das muss jetzt hinausstrahlen, größer werden! Dringend! Schnell! – Und nur rot darf es auch nicht sein, es muss etwas Licht hinein, heller werden! Schnell!“

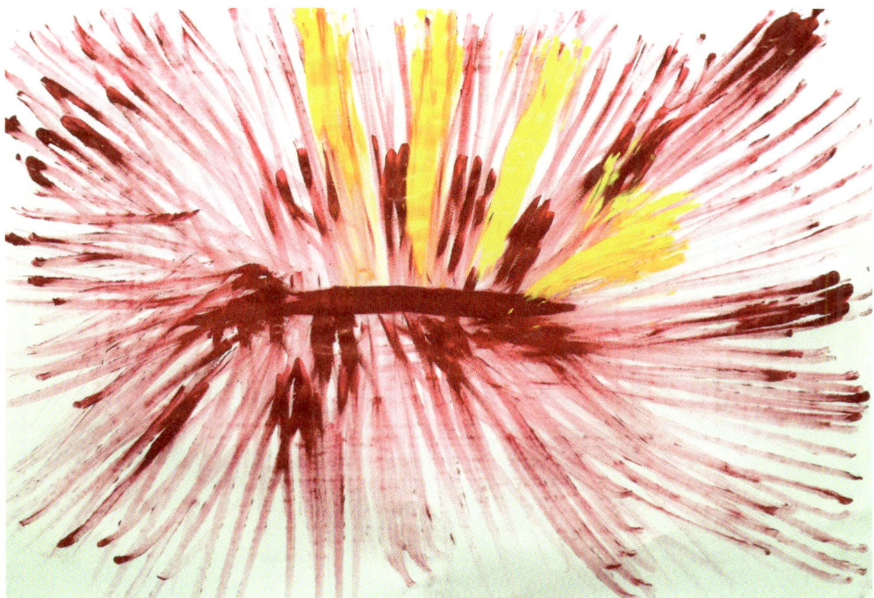

An diesem Bild fiel der Maltherapeutin auf, dass Ilse zwar an der schon gemalten Stelle zu malen begann, die Farbe aber nicht langsam und dicht auftrug. Zusammen schauten sie das Bild an, und Ilse bestätigte, dass sie eigentlich nicht weiterwusste. Schwarz war ihr in den Sinn gekommen. Schwarz jedoch ist eine Farbe, die Trauer bedeutet. Zumindest für sie war das so, nicht aber für die Maltherapeutin. Sie kamen zu dem Schluss, dass sie probieren könnte, die Umgebung schwarz zu malen. Wenn es dann unpassend wäre, könnte sie es ja wieder übermalen.

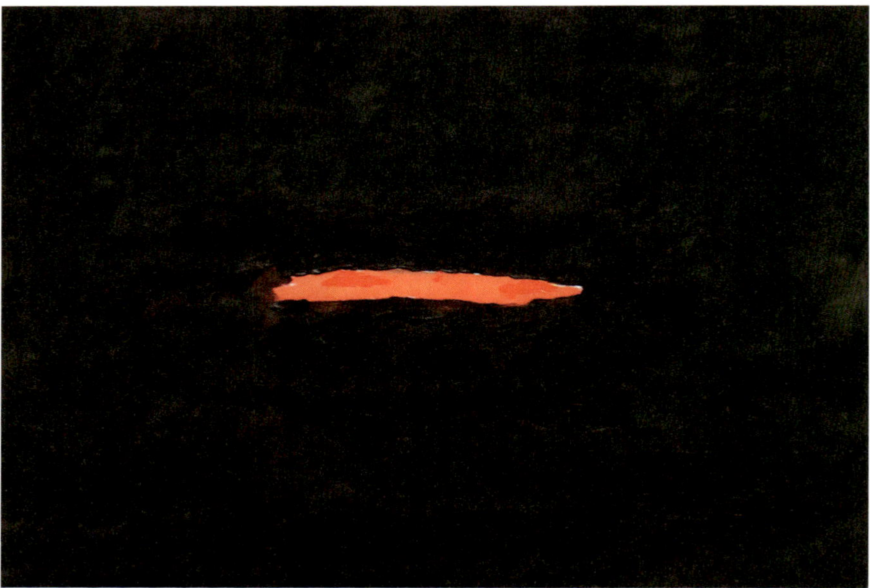

Das Bild war sofort fertig. Auch die Malende erkannte das klar. Sie war sehr berührt von diesem Bild. Und die Maltherapeutin auch.

Das Bild findet ein Ende

Der erste Impuls war der Fisch. Nun ging es darum, zu malen, was der Fisch braucht: Wasser. Wasser ist blau. „Das ist blöd, langweilig, es müsste etwas spezieller sein. Ich nehme Veronesergrün. Das ist schöner", dachte Jacqueline.

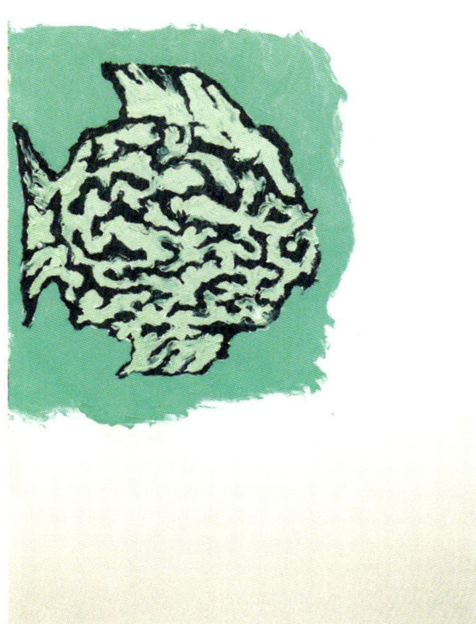

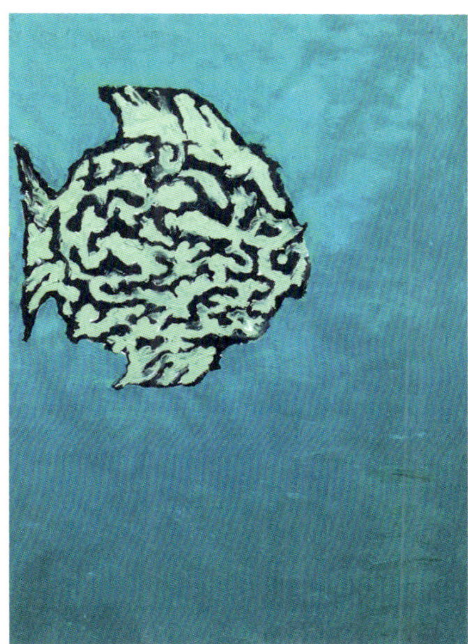

Kann das Wasser auf diesem Bild wirklich grün sein? Jacqueline wehrte sich zunächst; als sie aber nicht so sehr auf sich, sondern auf den Fisch achtete, sah sie, dass die Farbe nicht stimmte. Also zurück zum Normalen: blaues Wasser.

Das Bild war fertig. Der Fisch fühlte sich wie im Wasser. „Das kann doch nicht genug sein, da braucht es doch noch etwas!"
Also begann Jacqueline noch Algen zu malen.

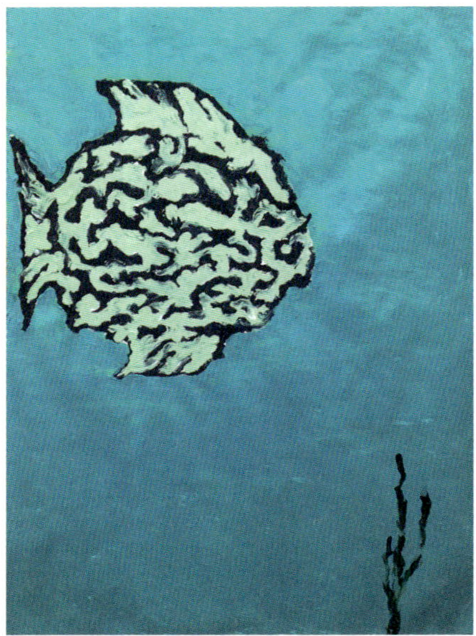 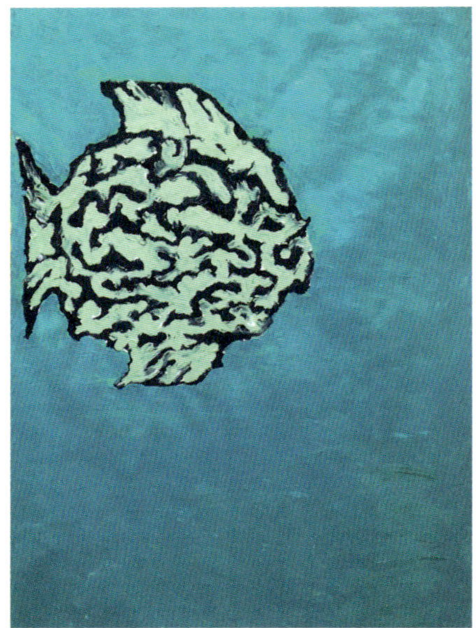

Diese störten aber, die Aufmerksamkeit wurde vom Fisch abgelenkt. Jacquelines Atem war nicht mehr so frei. Also – weg mit den Algen. Dass es hier keine Algen im Wasser gibt, gilt nur für genau dieses Bild. Nie darf man von einem Bild auf ein anderes schließen. Bilder sind immer spezifisch nur für diese eine Situation.

Jetzt war wieder Ruhe, das Bild war fertig.

Das Bild ist als fertig erkennbar am intuitiven, spürbaren Erfassen einer Stimmigkeit, welche die gesamte Person, den gesamten Organismus betrifft. Es entsteht das Empfinden einer Einheit. Diese äußert sich bei den Malenden auf körperlicher, gefühlsmäßiger und gedanklicher Ebene als eine Art Erkennen. Körperlich ist Entspannung sichtbar, der Atem geht leichter, die Gesichtszüge glätten sich, ein Lächeln taucht auf. Häufig fallen Worte wie „Ja“ oder „Ja, genau, das ist es“ oder „Jetzt verstehe ich etwas“.

Gegen die Regel

Die Beobachtungsgrundlagen sind Orientierungspunkte, keine Regeln. Häufig sehen wir keinen eindeutigen ersten Impuls, oder wir nehmen ihn nicht wahr. Auch wenn das passiert, gehen wir davon aus, dass dies einen tieferen Grund hat, dass dies im gerade ablaufenden Prozess Sinn hat – und dass wir wach und aufmerksam begleiten, ungewiss, wohin es führt.

Karola wusste nicht, was mit dieser Form machen. Es erinnerte sie ein wenig an einen Fisch. Fische hatte sie schon mehrfach gemalt.

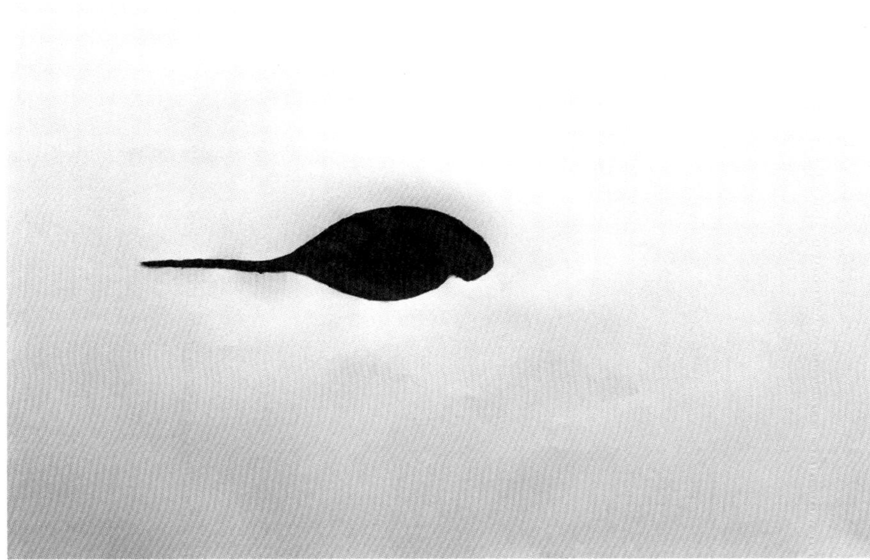

Sie wollte sich noch nicht festlegen, malte mit Weiß rundherum.

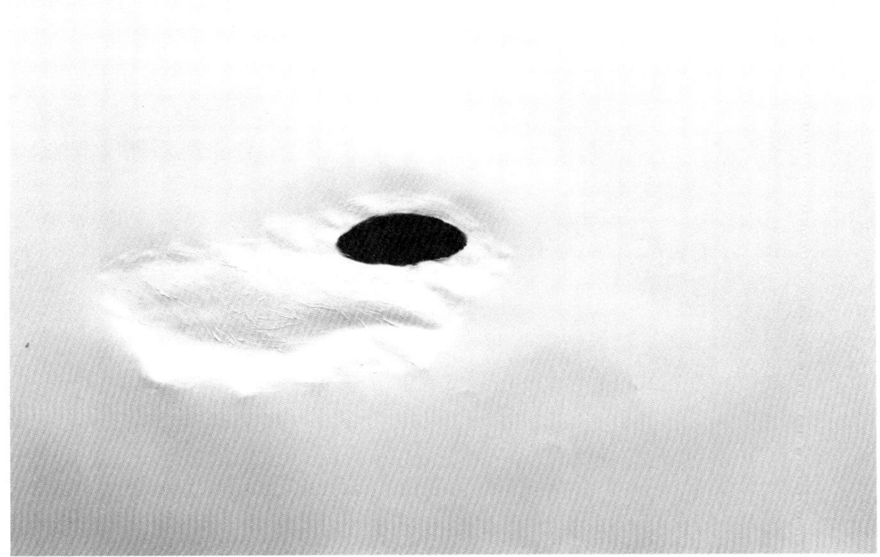

Mit nur dieser ovalen Form war Karola noch unzufriedener. Wusste noch weniger. Da sie von der Methode her wusste, dass das, was sich als Erstes zeigt, meist auch das „Richtige“ ist, entschied sie sich, doch einen Fisch zu malen.

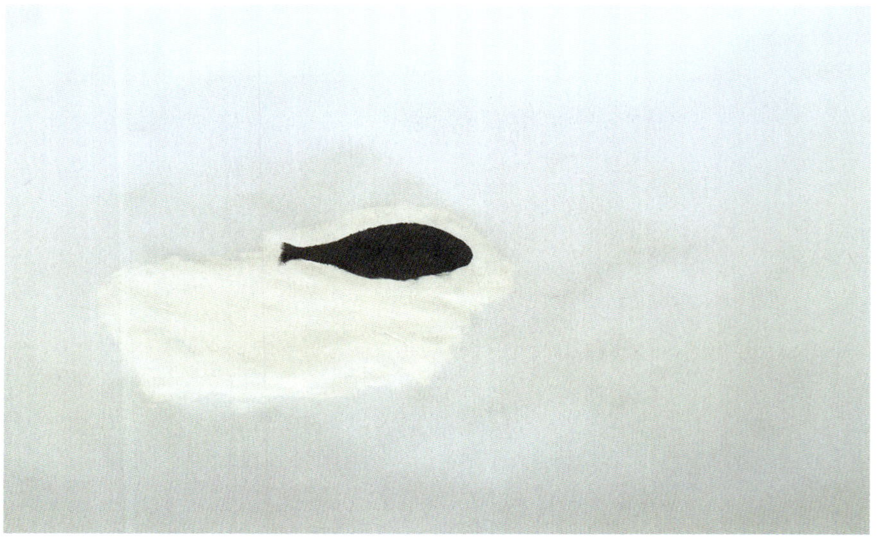

Die Umgebung kam hinzu.

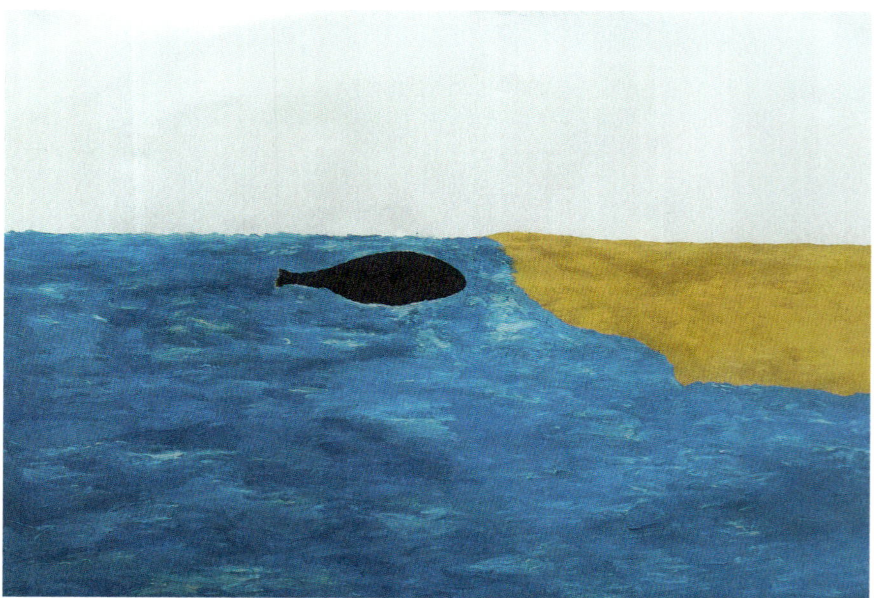

Der Strand erschien nicht passend.

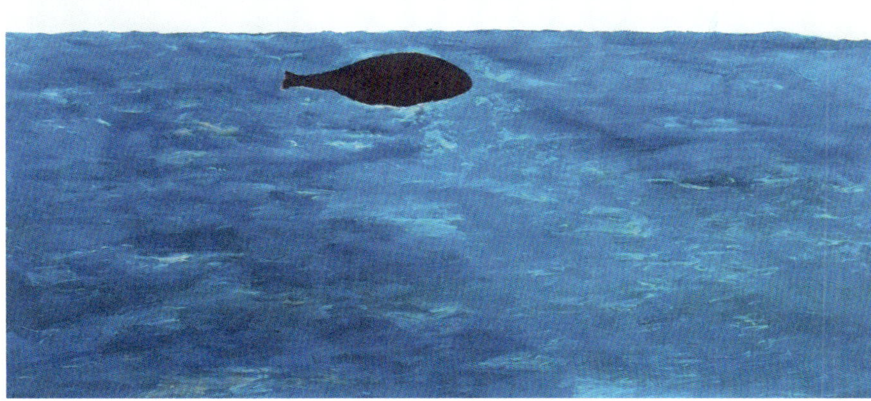

Und sieht so ein Fisch im Wasser aus? Wehmütig trennte sie sich von ihm. Es war deutlich geworden, da ist die Weite des Meeres. Nicht mehr und nicht weniger. Dies passte, war Karola doch zu diesem Zeitpunkt dabei, ihre Zelte in der Schweiz abzubrechen, um für mehrere Jahre auszuwandern.

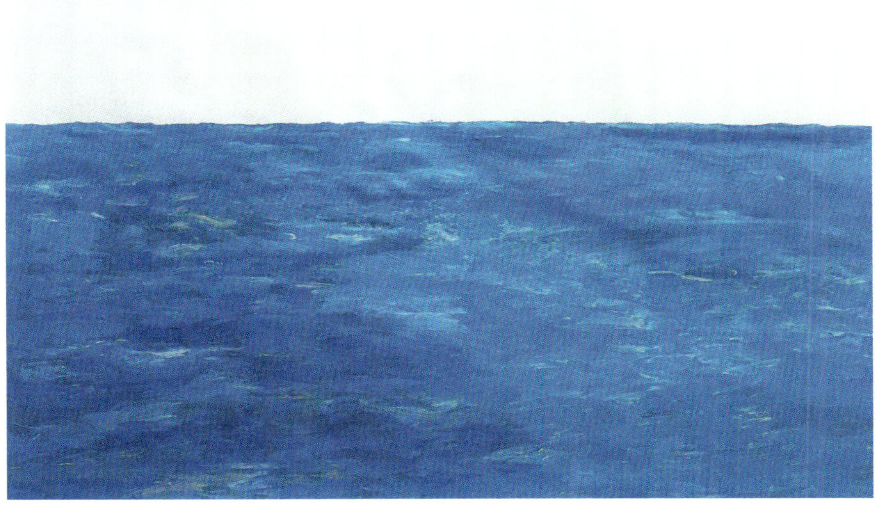

Lilly hatte als Lehrerin für Bildnerisches Gestalten viel Malerfahrung und ihren eigenen Stil. Ziel der Personenorientierten Maltherapie ist aber, immer wieder Ungewohntes zu wagen. Ihr erstes Bild zeigte sich in ihrer typischen Art.

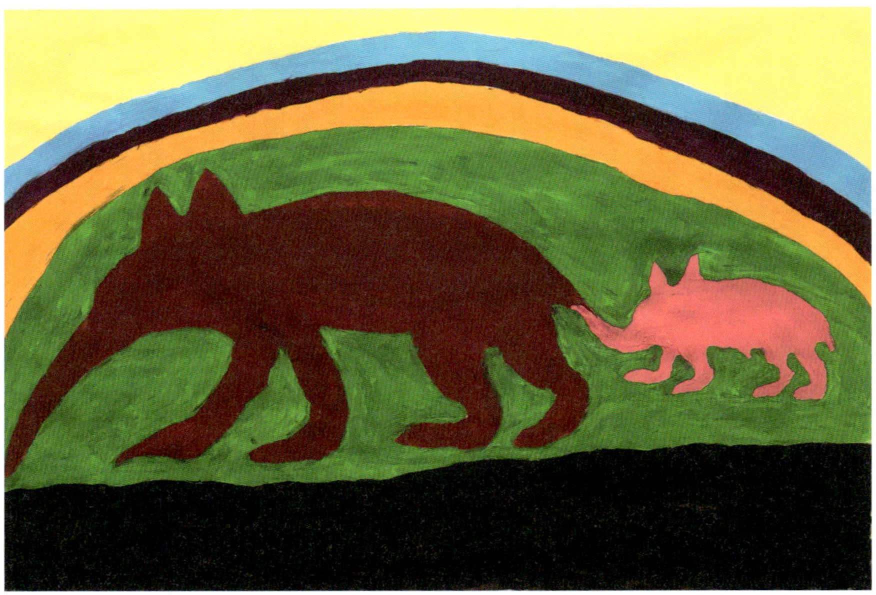

Die Maltherapeutin machte Lilly für ihr nächstes Bild einen ungewohnten Vorschlag: Sie solle mit geschlossenen Augen langsam eine Form malen und so lange die Augen geschlossen halten, bis sie den Eindruck habe, die Form sei fertig.
Lilly begann mit Rosa, langsam tastete sie sich an die Form. Es war schwierig für sie, sie fühlte sich unsicher, auf schwankendem Boden.
Nachdem die Form abgeschlossen war, bat die Maltherapeutin Lilly, nun nichts mehr an der Form zu ändern und nur noch zu schauen, was denn jetzt diese Form braucht, damit sie, ohne beurteilt zu werden, sein darf und entsprechend gewürdigt wird.

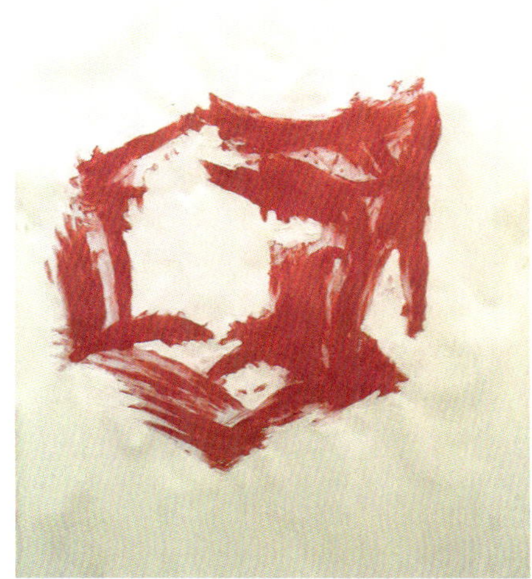

Lilly wollte zuerst ein feines Grau wählen. Die Vorstellung, die Form in Weiß einzubetten, löste bei ihr wiederum das schwankende, unsichere Gefühl aus. Das wollte sie nicht, obwohl sie auch sah, dass die Form mit „nur“ Weiß rundherum am stärksten wirken würde.
Die Maltherapeutin schlug ihr vor, wenn sie mochte, doch mal zu probieren, wie es wäre, wenn sie es mit Weiß malen würde.
Lilly wollte es wissen, und während des Malens mit Weiß spürte sie, wie sehr sie diesem Gefühl der Unsicherheit immer wieder aus dem Weg zu gehen versuchte. Und je länger sie malte, umso sicherer begann sie sich in der Unsicherheit zu fühlen. Das war für sie eine erlösende Erfahrung: unsicher sein dürfen, dort bleiben dürfen, wo sie nicht weiß, was und warum, wo am Schluss nur dieses einfache Bild mit der eigenartigen Form da ist.

Mit geschlossenen Augen zu malen, war ein sehr ungewohnter Vorschlag. In der Personenorientierten Maltherapie ist es grundsätzlich immer wichtig, achtsam zu sein und genau hinzusehen, was da entstehen will. Das obige Beispiel zeigt, dass jede „Regel“ nur ein Orientierungspunkt ist und in der Situation gegebenenfalls sogar gegenteilig angewandt werden muss. Die Personenorientierte Maltherapie ist keine Technik, und man kann sie nicht nach starren Regeln durchführen.

6.5 Was, wenn ein Problem ansteht?

Viele Malende kommen über längere Zeit ins Malatelier, weil es ihnen gut tut. Sie haben erfahren, wie sie die regelmäßige Übung mit sich und den Bildern in dieser Form in ihrem Alltag immer bedächtiger und ausgeglichener macht.

Erkennen und Benennen eines Anliegens
Bei einem Anliegen, das bereits zu Beginn der Malsequenz offenliegt, benötigt die Maltherapeutin, der Maltherapeut Informationen, um abschätzen zu können, welcher Weg zur Bearbeitung des Anliegens eingeschlagen werden soll. Es gibt im Wesentlichen drei Ausgangslagen:

- Das Anliegen beschäftigt vor allem die Gedanken.
- Das Anliegen beschäftigt vor allem die Gefühle.
- Das Anliegen taucht durch das Malen eines Bildes auf und wird durch Weitermalen aufgelöst.

Diese Einordnung des entgegengebrachten Anliegens hilft den Maltherapeutinnen und -therapeuten und den Malenden zu Beginn einer Personenorientierten Maltherapie, die Richtung der therapeutischen Arbeit im Auge zu behalten. Probleme sind dann gelöst,

- wenn ein bisheriges Problem weggefallen ist
- wenn ein bisheriges Problem von einem gänzlich neuen Gesichtspunkt aus betrachtet werden kann, der nicht mehr belastet
- wenn erste Schritte in Richtung auf eine neue Perspektive unternommen worden sind und das Problem dadurch entfällt.

Das Anliegen beschäftigt vor allem die Gedanken

Martha schrieb über ihren Entwicklungsprozess:
„Es war eine schwierige Situation mit der Schwiegermutter. Sie mischte sich grenzenlos und übergriffig in unsere Angelegenheiten ein. Wir wurden in unseren Aussagen nicht gehört, wahrgenommen und respektiert.
Ich malte dieses Porträt von ihr.

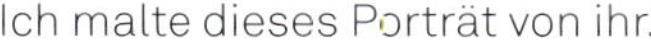

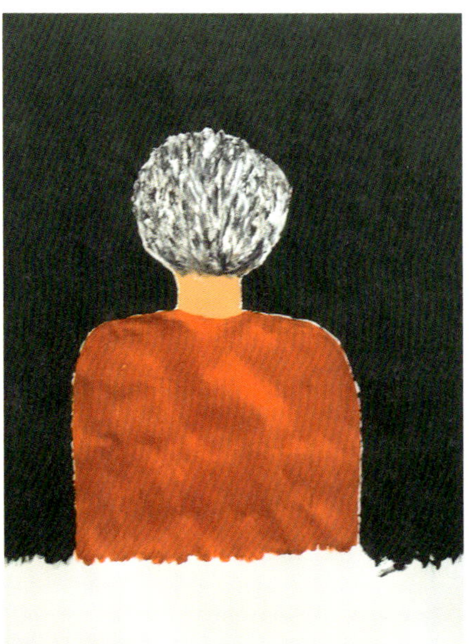

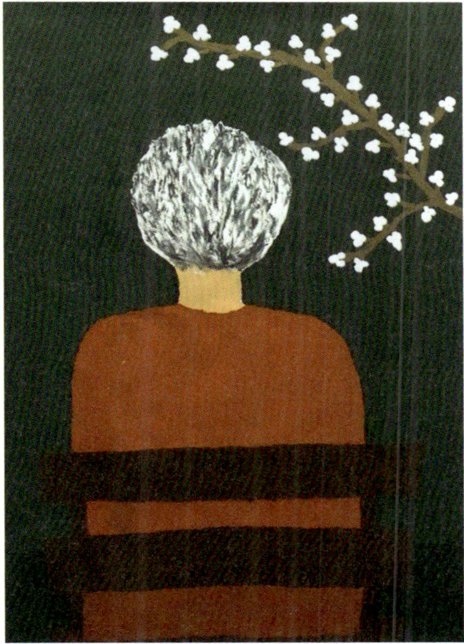

Überraschenderweise zeigte sich die Schwiegermutter von hinten. Das passte für mich, ich war noch nicht bereit, ihr ins Gesicht zu schauen. Während des Malens war ich angespannt.
Für den Hintergrund war mein erster Impuls eine grüne Farbe. Es zeigte sich, dass sie sich in der Natur aufhält.
Weiter entstand ein Ast mit blühenden Kirschblüten. Der Ast wächst in einem Garten. Das war für mich stimmig, dass ein ‚schöner' Ort sich für sie zeigte. Die Anspannung ließ nach.

Das hatte mich sehr berührt und passte thematisch zu ihr, denn sie hält sich gerne im Garten auf. Trotz der schwierigen Situation mit ihr konnte ich Mitleid fühlen und ihr diesen Platz und die Ruhe im Garten gönnen. Das hat mich sehr überrascht, und es fühlte sich nicht mehr so eng und starr an.
Im unteren Bereich des Bildes entstand noch eine braune Sitzbank aus Holz.

Eine persönliche Begegnung zwischen uns hat seither noch nicht stattgefunden. Mein Gefühl ihr gegenüber hat sich aber verändert. Wenn ich an sie denke, dann schicke ich ihr ihren Garten mit dem blühenden Ast."

Das Anliegen beschäftigt vor allem die Gefühle

Gefühle – wir spüren sie sanft, heftig, sie sind eine Realität, sie lassen sich nicht einfangen. So können wir sie auch in der Personenorientierten Maltherapie nicht direkt angehen, wir können sie nicht malen, nicht symbolisch darstellen.[19]

Gefühle sind zum Fühlen da. Wir können irgendetwas machen, während wir fühlen, und tun das im Alltag auch ununterbrochen.

Gefühle wandeln sich aber auch, wie wir gesehen haben, schnell und sprunghaft in die Verstärkung oder in die Ruhe. Wenn wir von Gefühlen getrieben sind, schaltet der Verstand auf kleine Flamme, und oft ist Streit, Durcheinander oder Reue das Resultat. Es bietet sich deshalb an, zu üben, die Gefühle zwar gänzlich zu fühlen, sie aber nicht in Handlung umzusetzen, wobei wir auch Denken und Reden als Handlung verstehen.

In der Personenorientierten Maltherapie kann man lernen, die Gefühle zu fühlen, sich dabei zu beschäftigen, und wenn sie beruhigt sind, kann der Verstand wieder eingeschaltet und eine gute Lösung für die Situation gefunden werden.

Im Malatelier stört es niemanden, wenn die Gefühle gefühlt werden. Die Maltherapeutin, der Maltherapeut achtet darauf, dass langsam gemalt und stetig weitergemalt wird. Das ist alles. So wandelt sich jedes Gefühl. So wird das Gefühl gewürdigt und kann seine Aufgabe erfüllen, nämlich uns aufmerksam machen auf etwas Wichtiges, das ins Bewusstsein dringen möchte. Gleichzeitig wird das Gehirn mit einem Bild genährt, das beruhigt. Die Anliegen entfallen ohne Worte, als ob sie während des Malens verdaut worden wären.

So lautet die Aufgabenstellung meistens:

„Spüre dein Gefühl."

„Wähle eine Farbe, die dir spontan, ohne zu überlegen, in den Sinn kommt; sie muss in keiner Weise zum Gefühl passen."

„Trage die Farbe langsam mit der ungeübten Hand irgendwo auf dem Malblatt auf."

„Male mit dieser Farbe weiter, bis sich das Gefühl verändert."

---

19 Um dieses Dilemma zu umgehen, fanden wir im LOM, dem Lösungorientierten Malen, die Technik der Metaphern. Siehe Bettina Egger & Jörg Merz: *Lösungsorientierte Maltherapie.* Bern: Verlag Hans Huber, 2013.

Und weiter:

„Sollte ein Gefühl, das du schon bearbeitet hast, wieder auftauchen, nimm dieselbe Farbe, die du das erste Mal für dieses Gefühl gewählt hast."

„Ich begleite dich in diesem Prozess."

Hier ist der Ablauf einer solchen Arbeit mit dem Gefühl, wie sie sich in den Anleitungen der Maltherapeutin, des Maltherapeuten zeigt. Für das erste Gefühl wurde Hellblau gewählt.

„Spüre dein Gefühl. Wähle eine Farbe, die dir in den Sinn kommt. Sie muss in keiner Weise zum Gefühl passen. – Trage die Farbe langsam mit der ungeübten Hand irgendwo auf dem Malblatt auf. – Male mit dieser Farbe weiter, bis sich das Gefühl verändert.

Wenn das Gefühl verebbt ist und sich ein neues Gefühl eingestellt hat, wähle eine neue Farbe, und beginne mit dem Malen irgendwo am Rand der ersten Farbe.

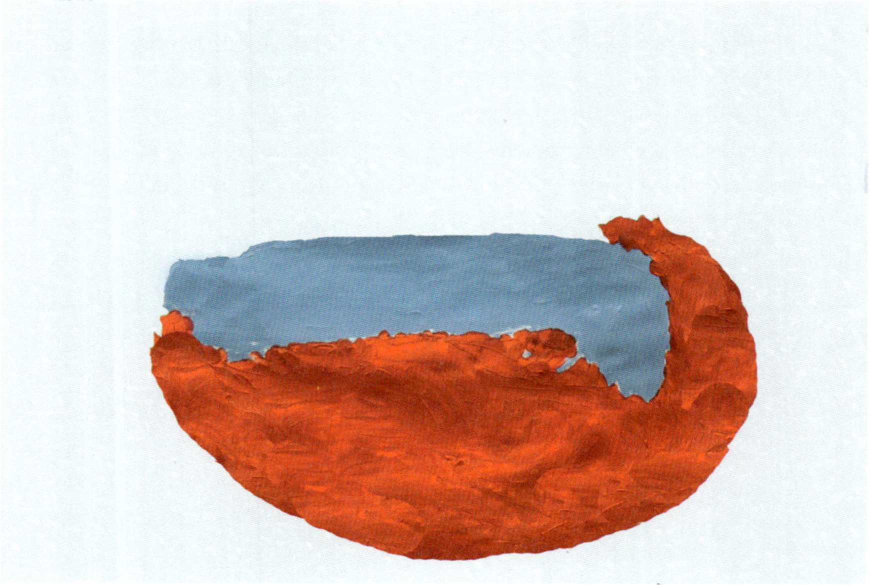

Wenn das Gefühl verebbt ist und sich ein neues Gefühl eingestellt hat, wähle eine neue Farbe, und beginne mit dem Malen irgendwo am Rand einer Farbe.

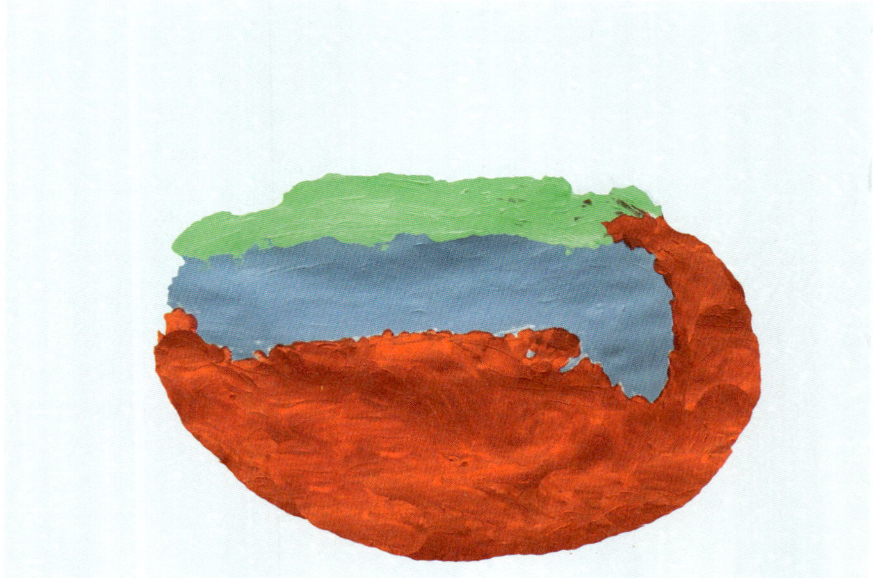

Wenn das Gefühl verebbt ist und sich ein neues Gefühl eingestellt hat, wähle eine neue Farbe, und beginne mit dem Malen irgendwo am Rand einer Farbe.

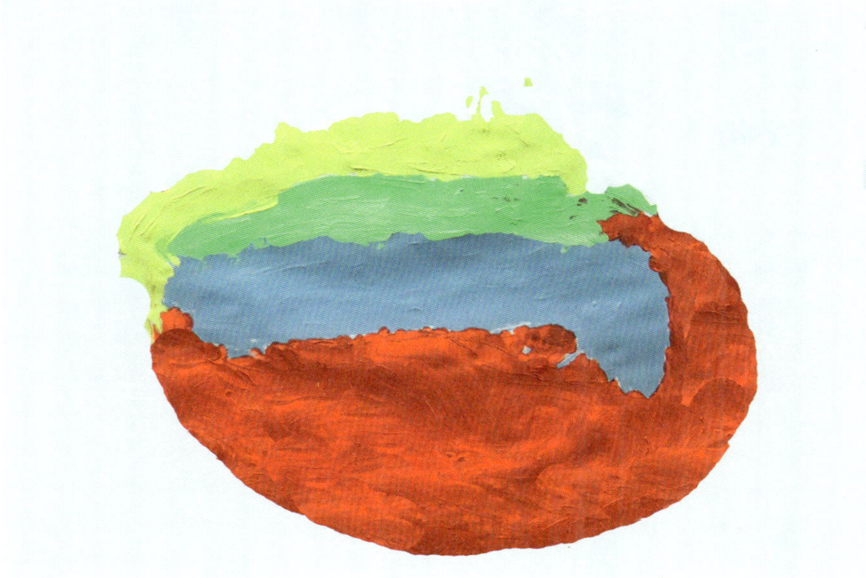

Wenn das Gefühl verebbt ist und sich ein neues Gefühl eingestellt hat, wähle eine neue Farbe, und beginne mit dem Malen irgendwo am Rand einer Farbe. Sclange sich das Gefühl nicht verändert, bleib bei der Farbe.

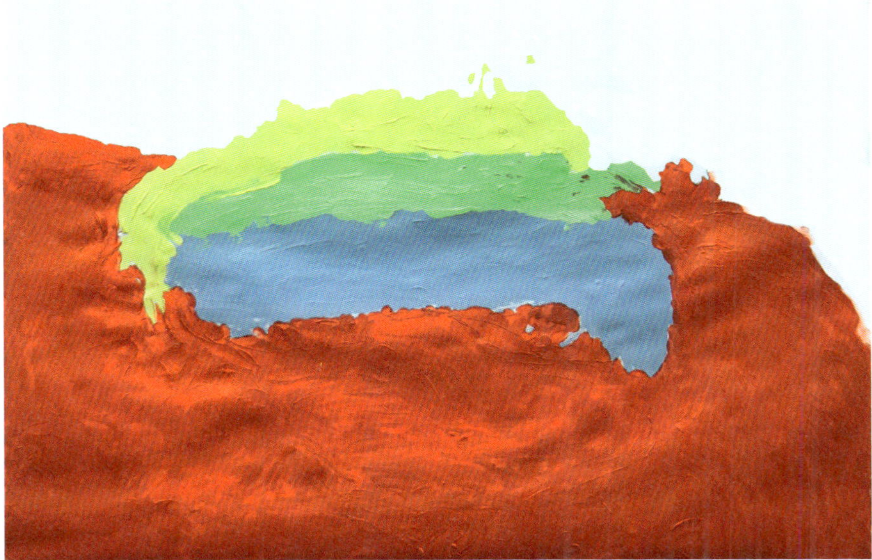

Wenn das Gefühl verebbt ist und sich ein neues Gefühl eingestellt hat, wähle eine neue Farbe, unc beginne mit dem Malen irgendwo am Rand einer Farbe.

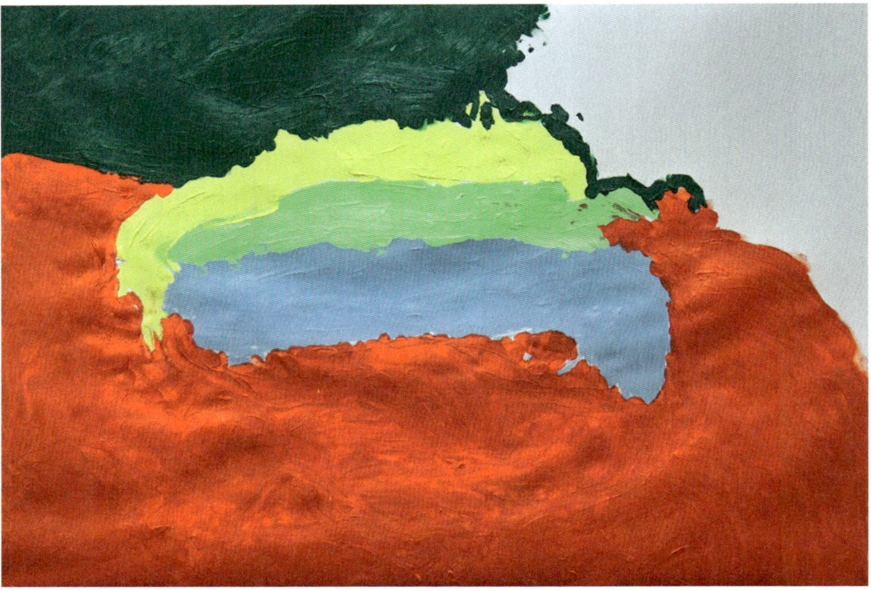

Was ist los?“ Die Maltherapeutin sieht eine zögerliche grüne Linie. „Spürst du das Gefühl noch?“ – „Nein, aber ich wollte nicht noch einmal das erste Gefühl spüren.“ – „Geh zurück zu der Farbe, die zu diesem ersten Gefühl gehört, und bleib bei dem, was du spürst.

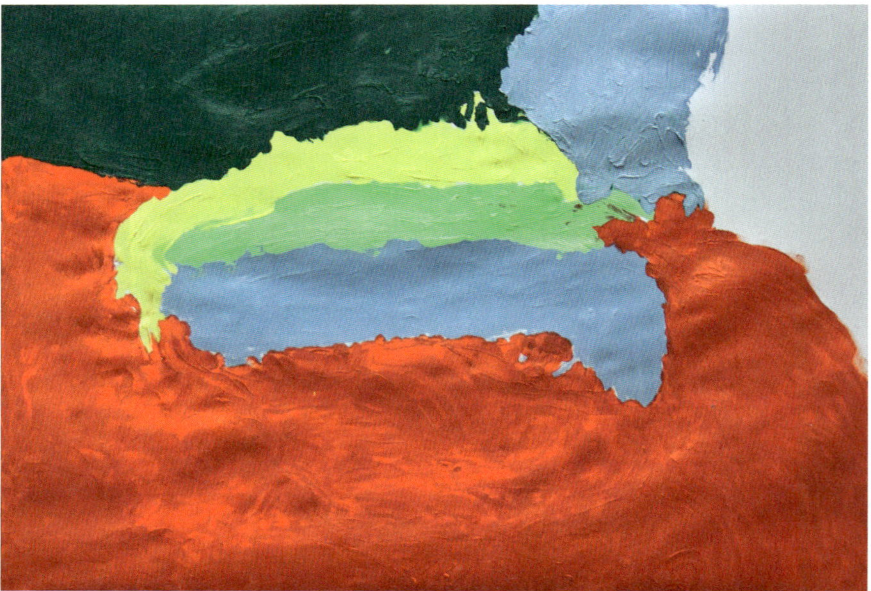

Wenn das Gefühl verebbt ist und sich ein neues Gefühl eingestellt hat, wähle eine neue Farbe, und beginne mit dem Malen irgendwo am Rand einer Farbe.

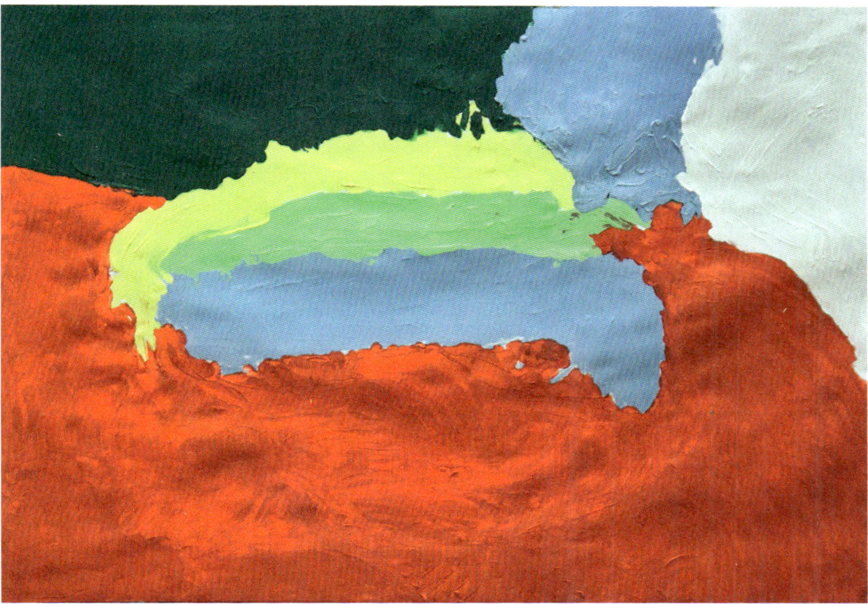

Was ist jetzt?"
„Ruhe, Freude."

Dieses Vorgehen eignet sich besonders gut auch dann, wenn die Malenden darüber, was die starken Gefühle auslöst, nicht sprechen möchten. Die Maltherapeutin, der Maltherapeut braucht nicht zu wissen, worum es geht.

Das Anliegen taucht durch das Malen auf und wird durch Weitermalen bearbeitet

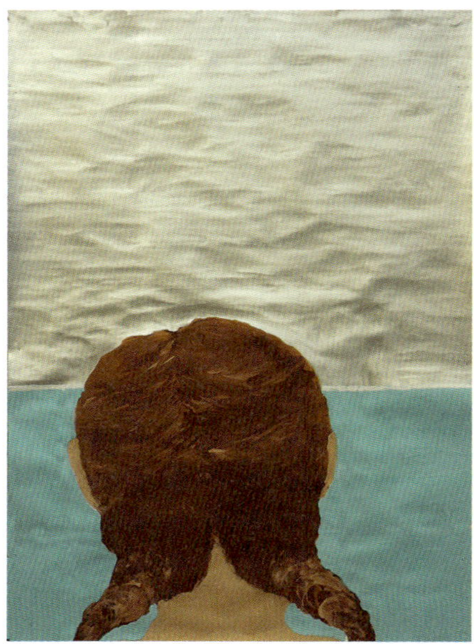

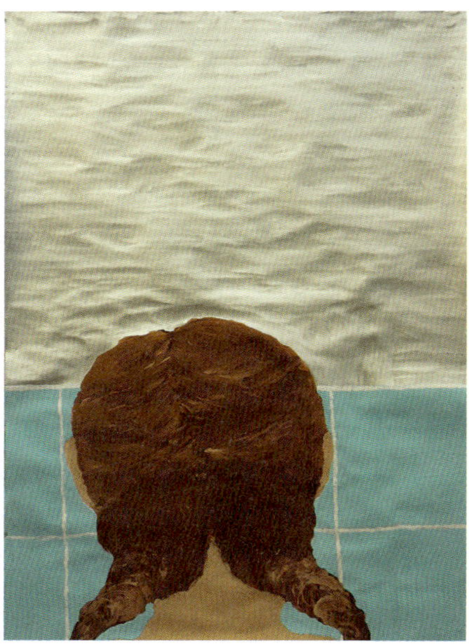

Nicole begann mit brauner Farbe, ohne zu wissen, was sie malen wollte. Während des Auftragens der braunen Farbe sah sie plötzlich ein Mädchen mit Zöpfen von hinten. Sie erinnerte sich sofort daran, wie sie als Kind im Badezimmer vor dem Spiegel stand, während ihr ihre Mutter die ihr verhassten Zöpfe flocht. Es tat ihr weh, was aber nicht beachtet wurde. Im Gegenteil, ihre Mutter zog nur noch stärker. Nicole fühlte sich damals wie heute oft übergangen und nicht ernst genommen. Es war für sie ein bekanntes Thema. Nicole wollte im ersten Moment nicht wieder daran erinnert werden und dieses Bild nicht malen.

Mutig stellte sich Nicole dann aber doch dieser unangenehmen Geschichte. Das Malen fiel ihr schwer. Nachdem sie den Kopf fertig gemalt hatte, malte sie den silbernen Spiegel. Unter dem Spiegel waren blaue Fliesen angebracht. Zuerst malte sie die reine blaue Farbe, um danach die Fugen darüber zu malen. Als aber das Blau fertig gemalt war, wollte Nicole keine Fliesen mehr malen. Sie sagte:

„Ich wollte keine Fugen malen, damit das Mädchen mehr Raum hat. Aber je mehr Raum ich malen wollte, desto enger wurde es in mir." Der Maltherapeut kam dazu und bemerkte: „Du kannst nicht Raum malen, wo keiner war." Es kostete Nicole viel Mut und Überwindung die Fugen malen, aber zu ihrem Erstaunen bekam sie mehr Luft, und es ging ihr besser und besser. Langsam begriff sie: Je mehr sie akzeptierte und sah, wie es war, umso mehr Freiraum bekam sie für die Gegenwart.

In der Bildlogik war es nicht möglich, dass unter dem Spiegel etwas anderes als Fliesen sein konnten. Dem Mädchen mehr Raum zu geben, entsprang dem Wunsch, dass es doch anders hätte sein sollen. Es galt aber anzuerkennen, dass es war, wie es war.

Nicole erlebte das alte Gefühl des „Nichtentkommenkönnens" nochmals in aller Stärke, und gleichzeitig realisierte sie, dass dies „nur" noch ein Bild war. Es wurde ihr klar, dass sie das Geschehen selbst nicht rückgängig machen und verändern konnte, ihr Empfinden dazu aber sehr wohl.

6.6 Auflösung

Neben den beschreib- und dokumentierbaren Mechanismen der Personenorientierten Maltherapie schwingt immer auch das nicht Beschreibbare, das nur Erfahrbare mit.

Wie sehr wir auch versuchen, die Personenorientierte Maltherapie zu beschreiben, es geht nicht wirklich. Das Wesentliche entzieht sich der Beschreibung. Das Geschehen in diesem nonverbalen Bereich lässt sich unserer Meinung nach am besten mit dem Begriff „Auflösung" bezeichnen.

Es ist die Ebene, auf der diejenigen Dinge in Ordnung kommen, die eine Wirkung haben, aber nicht fassbar sind. Diejenigen Dinge, die nicht direkt angegangen werden können und die, wenn sie gelöst sind, immer noch nicht fassbar sind. Wir können nicht beschreiben, was sich verändert hat, sondern spüren nur die Veränderung in einer absoluten Tiefe. Gesamthaft ist der anhaltende Ärger verschwunden, und mehr innige Lebensfreude ist entstanden. Die Menschen in der eigenen Umgebung verhalten sich auf subtile Weise neu. Eine neue Atmosphäre des eigenen Lebens ist entstanden, die sowohl angenehmer als auch schwieriger ist. Schwieriger insofern, als falsche Entscheidungen größere Wellen werfen als zuvor.

Bei der Auflösung suchen wir also nicht in erster Linie nach der Lösung eines konkreten Anliegens, sondern nach einer innigeren Lebensqualität. Das heißt, wir müssen und können nicht wissen, worum es geht. Und das ist vielleicht etwas vom Schwierigsten, das es zu lernen gilt. Unser Erklärungsbedarf ist unendlich, unser Wissen minimal. Die Überzeugung, dass das Prinzip von Ursache und Wirkung wahr ist, bestimmt weitgehend die Ansicht vom Leben und von der Welt. Wir versuchen ununterbrochen – privat und auch in der Wissenschaft und der Wirtschaft –, zur Ursache eines Umstandes zu gelangen. Dies ist oft auch sinnvoll. Wenn mein Arm schmerzt, ist es gut zu wissen, warum. Wenn er gebrochen ist, dann ist der Bruch die Ursache des Schmerzes, und mit diesem Wissen kann ich geeignete Maßnahmen treffen. Schon bei psychosomatischen Beschwerden ist die Ursache aber schwer zu finden, bei psychischen noch schwerer. Je mehr wir in die kleinstoffliche Welt dringen, desto unmöglicher wird es, eine Ursache zu finden. Ja, wir können noch nicht einmal etwas beobachten, ohne es zu beeinflussen. Aber: Nichtwissen macht Angst, Angst verführt dazu, unüberlegt zu handeln, und führt so zu neuen Problemen.

Auf der anderen Seite können wir in der ganzen Natur und im menschlichen Körper ein großartiges Selbstheilungspotenzial beobachten. Was, wenn Heilung eben gerade nicht bei allen Menschen gleich verliefe? Wenn auch alle Pillen nicht gleich wirken würden? Wenn tatsächlich vieles auf unfassbaren Wegen geheilt würde?

Ein Mann lag im Spital und war schwerkrank. Sein Arzt wusste nicht mehr, wie ihm noch zu helfen wäre. In einem Gespräch sagte der Arzt, dem der Mann sehr vertraute, dass er nicht mehr weiterwusste. In zwei Tagen aber werde ein Professor, ein Spezialist für seine Krankheit, einen Besuch im Spital machen. Wenn dieser eine Diagnose stellen könne, werde er wieder gesund.

Der Professor kam ans Bett, sagte „Moribundus“ (der Sterbende, dem Tod geweiht) und ging weiter.

Darauf lächelte der Mann und wurde gesund. Er konnte kein Latein.

Olivia schrieb:

„Die goldbraune Farbe lockte mich. Ich begann. Ah, die Farbe erinnerte mich an die Wüste – ich fühlte die Ruhe und Weite. (Ich war vor zwei Wochen auf einem zweiwöchigen Wüstentrekking mit Dromedaren im Süden von Marokko.) Ich genoss die Düne. Jetzt ist es gut, eigentlich könnte ich es so belassen.

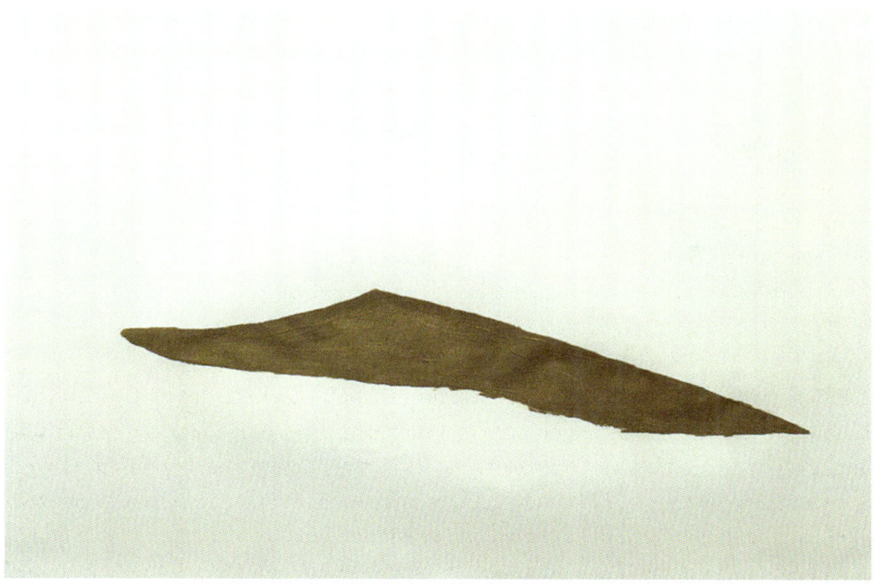

Die Dünen werfen Schatten. Ich nahm eine etwas dunklere Farbe – bis hier? Kommt noch eine weitere Farbe?

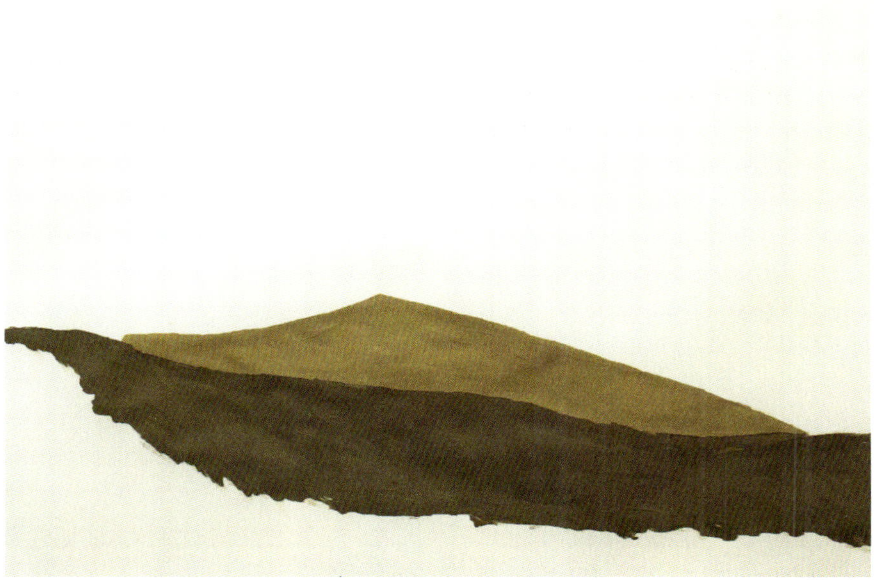

Es kam keine weitere Farbe. So ist es, Boden, Sand, Dünen, Ruhe. Das ist so schön, dieses ‚Weniger'!

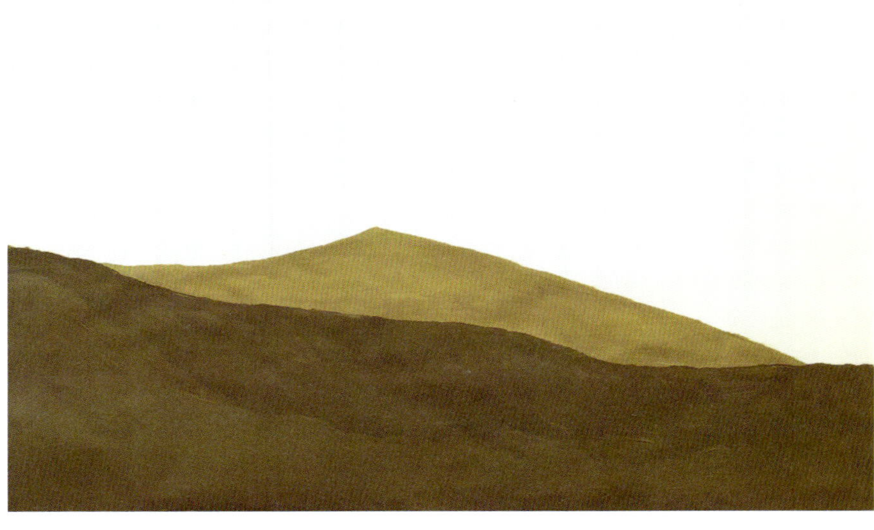

... und nun noch die Weite des Himmels, still und weit, davor die klare Linie der Düne.

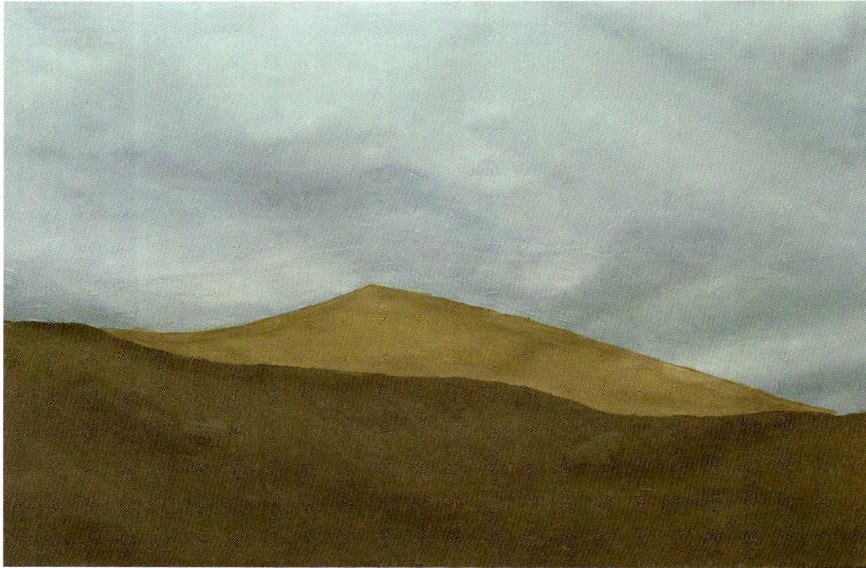

Ich war gefühlsmäßig wieder dort, fühlte das ruhige, rhythmische Schaukeln des Dromedars, die Weite, die Hitze, die Freiheit, das ‚Alles ist gut'."

Schwieriger wird es, wenn die eigene Meinung der Malenden dem Entstehen des Bildes im Wege steht.

„Male ein Bild", so lautete die Aufgabe für Pia.

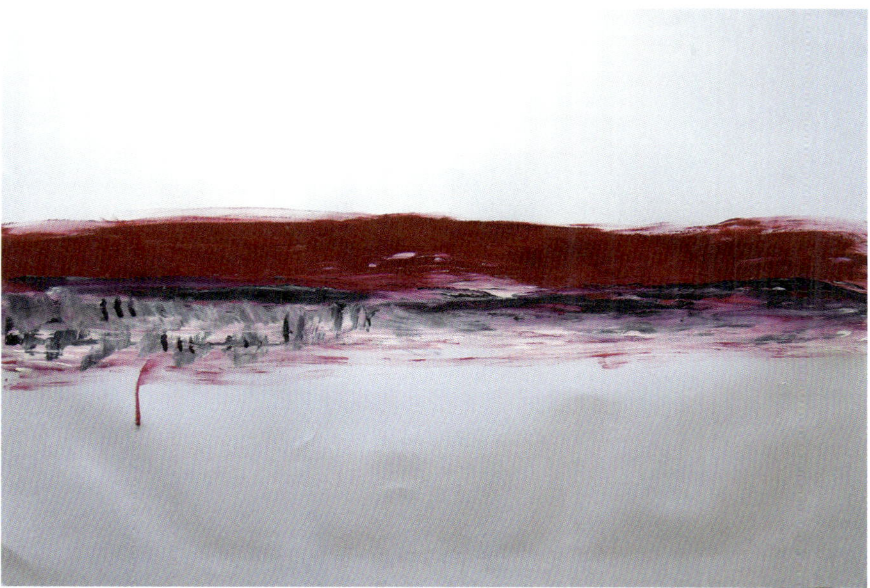

Pia hatte gleich zu Beginn die rote Farbe verworfen. Grund: Sie wollte nicht das gleiche Bild malen, das sie am Tag zuvor gesehen hatte. Sie nahm daher Weiß, eine Maßnahme, die ihrer Meinung entsprach, dass man unbeeinflusst malen muss. Das ist niemals möglich. Wir sind ständig von irgendetwas beeinflusst.

Auf die Intervention der Maltherapeutin hin wählte sie dann das Rot. Sofort spürte sie einen Druck im Magen. Sie hatte Angst.

„Bleib bei der Angst und male weiter."

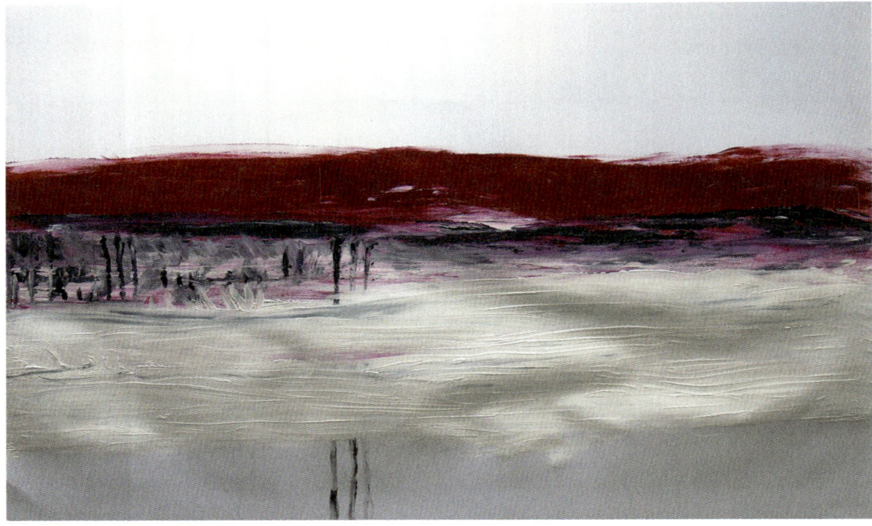

Pia malte drei schwarze Streifen senkrecht darüber. Kaum gemalt, übermalte sie diese wieder.
Auf die Frage, warum sie das gemacht habe, erzählte sie, dass man ihr einmal gesagt habe, unten sei das Schlechte, oben das Gute. Sie wollte aber nicht das Schlechte malen.
„Dies ist aber nur eine Meinung von irgendeiner Person, du musst dich nicht daran halten, das Bild darf so werden, wie es will." Die Streifen wurden wieder gemalt.
Zuerst malte Pia das Weiß weiter nach unten, so dass die Streifen ganz übermalt waren.

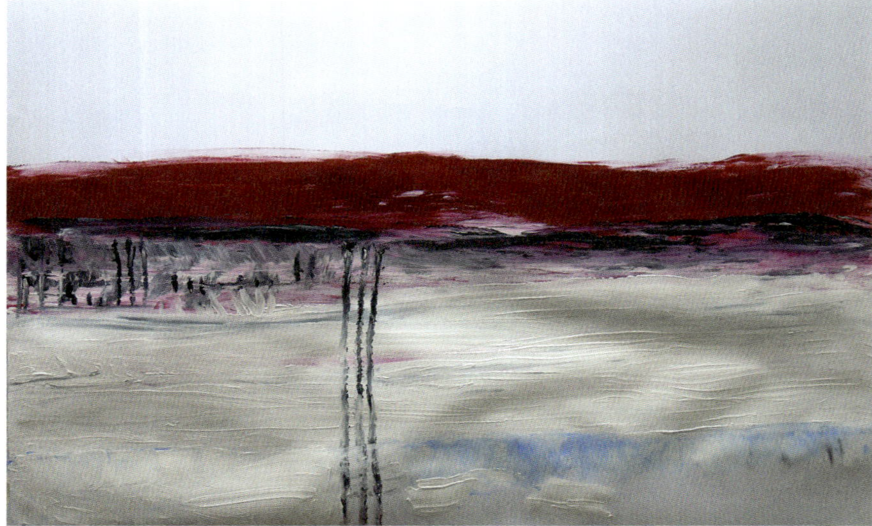

Dann fügte sie etwas Blau hinzu, übermalte es aber wieder.

„Was hast du gedacht, kurz bevor du das Blau übermalt hast? Ist es möglich, dass du in deinem Leben immer wieder Schwierigkeiten hast, weil du denkst, es braucht für alles einen guten Grund? Wie geht es dir, wenn du das Blau nur als Blau anschaust und denkst, dass es keinen Grund oder keine Bedeutung haben muss, dass es nicht Wasser sein muss, dass es einfach Blau ist?" – „Ich meine immer, dass Dinge eine Bedeutung haben müssen." – „Das ist ein Bild. Du musst nicht wissen, was es ist, es braucht keine Bedeutung zu haben."
Pia begann am oberen Blattrand mit Weiß zu malen. Intervention: „Du kannst nicht oben am Blattrand mit Malen beginnen, du kannst jetzt noch nicht wissen, ob es dort oben dann wirklich weiß wird. Beginne dort weiterzumalen, wo es schon Farbe hat."
Pia malte weiß vom Rand des roten Streifens aus. Dann folgten drei schwarze Streifen nach oben, ähnlich wie nach unten.

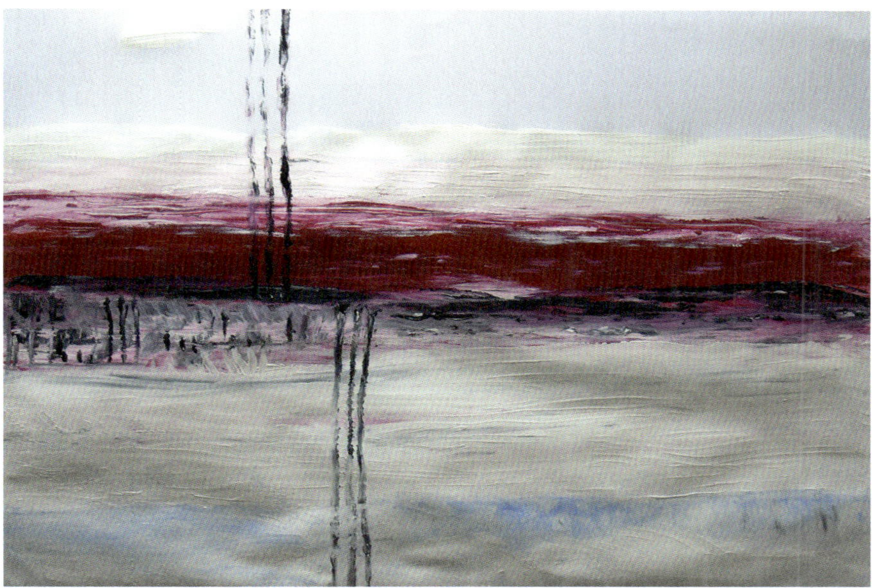

„Was meinst du jetzt zum Bild?" – „Es könnte vielleicht auch oben Blau haben." – „Versuche es."
Die Maltherapeutin hatte sich kurz mit einer anderen Malenden beschäftigt. Als sie wieder auf das Bild von Pia schaute, erschrak sie. Was war da passiert?

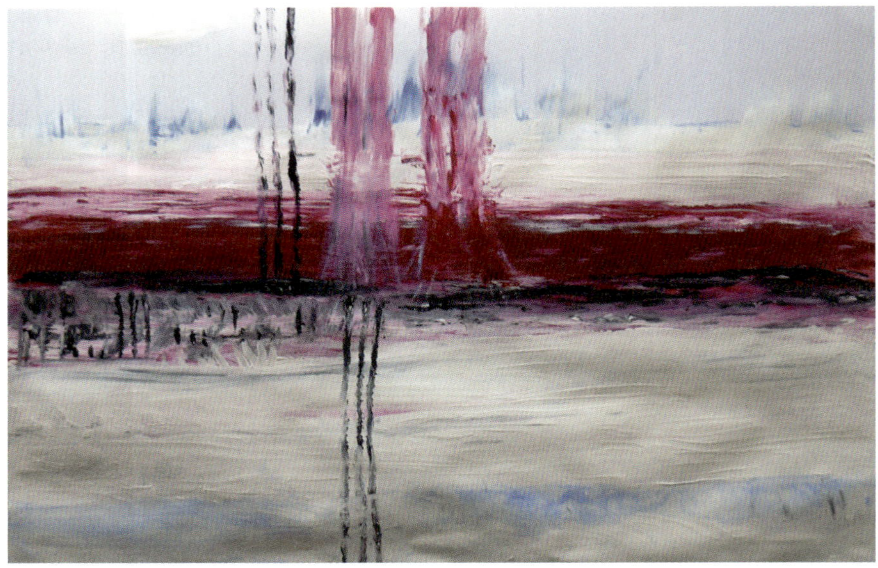

„Das Rot, das hinaufgeht, erinnert mich an Bäume, das gibt mir Ruhe." – „Will das Bild die Bäume auch?" – „Das weiß ich nicht." – „Frage das Bild, ob es die Bäume mag." – „Nein, es mag sie nicht." – „Just bevor du das Rot nach oben gemalt hast, was hast du da gedacht?" – „Das Rot [das zuerst gemalte Rot quer] erscheint mir sehr stark, und ich wollte es etwas abschwächen." – „Ist es möglich, dass du deine eigene Meinung verwässerst, wenn sie klar und stark ist?" – „Ja, das kenne ich." – „Male den Hintergrund wieder so, wie er vorher war."

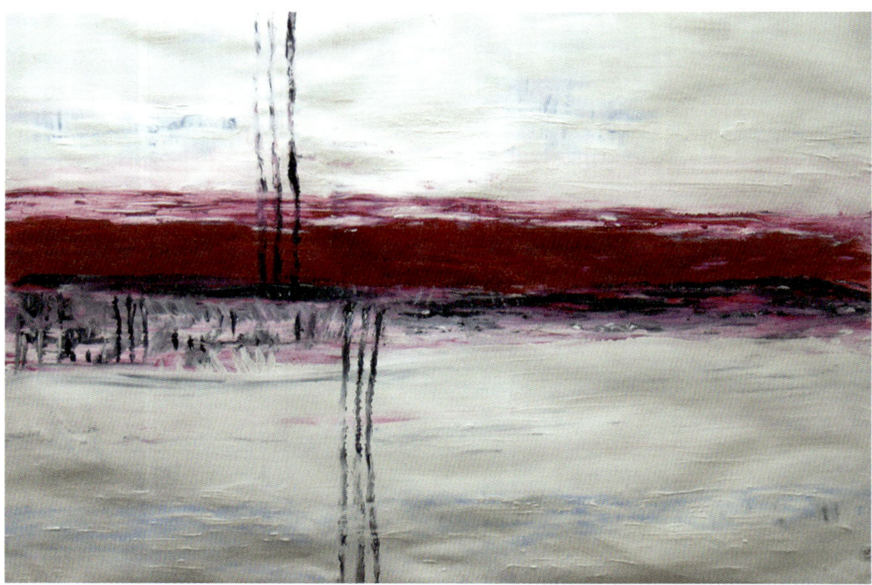

Nun war das Bild fertig. Pia gestand sich ein, dass es ihr sehr gut gefiel, und wir sprachen darüber, dass sie in ihrem Leben bisher nie ihrer künstlerischen Begabung Platz oder Glauben gegeben hatte, obwohl sie sich immer danach sehnte. Jetzt, da sich ihr Leben verändert hatte, war es wichtig, das zu sehen, damit sie diese Begabung auch wirklich umsetzen konnte.

6.7 Beim Malen begleiten

In der Personenorientierten Maltherapie ist es unerlässlich, dass eine Maltherapeutin, ein Maltherapeut die Malenden und das Bild ständig begleitet. Sie bzw. er beobachtet „like a hawk“[20], was in jedem Moment geschieht: auf den Bildern, bei den Malenden, in der Beziehung zwischen Malenden und Bild, zwischen den Malenden und ihr bzw. ihm selber und gegebenenfalls in der Gruppe.

Immer wieder stellt man uns die Frage, wie sich unterscheiden lässt, ob Maltherapeutinnen und -therapeuten eine Intervention wirklich aus ihrer Wahrnehmung der Malenden und des Bildes herleiten oder ob die Intervention aus der eigenen Problematik der Maltherapeutin, des Maltherapeuten herrührt. Nach wie vor beharrt man auf der unseres Erachtens überholten, aus psychoanalytischen Grundsätzen stammenden Meinung, dass Interventionen unabhängig von inneren Gegebenheiten der Therapeutin, des Therapeuten erfolgen müssten.

Es ist illusionär, anzunehmen, dass irgendetwas von irgendetwas anderem unabhängig ist. Der Beobachter beeinflusst das Beobachtete und umgekehrt. Das heißt, wir müssen mit diesem Phänomen arbeiten und nicht dagegen.

In der Personenorientierten Maltherapie achtet man auf alles. Die Maltherapeutinnen und -therapeuten selbst sind das Instrument ihrer Arbeit, und alles, was sie sagen, kommt genau aus ihnen. Deshalb ist es wichtig, dass Maltherapeutinnen und -therapeuten sich selbst kennen, dass sie malend und im Gespräch viel Selbsterfahrung gesammelt haben und weiter sammeln und in Supervisionen ihre Arbeit immer wieder überprüfen. Aus dem Prozess heraushalten kann man sich nicht, und es wäre unsinnig, das anzunehmen. Im Gegenteil, gerade weil echtes Mitgefühl im Spiel ist, können die Interventionen Türen zum Neuen öffnen, Abzweigungen von ausgetretenen Pfaden zeigen und die Malenden dort berühren, wo sie bisher alleine waren.

20 „Wie ein Falke“ – so bezeichnete es Lynn; mehr über Lynn in Bettina Egger: *Der gemalte Schrei*. Basel: Zytglogge, 2. Aufl. 2001.

1. Nur nicht dunkel
Richard malte Hügel mit Schwarz.

Als ich mich zu ihm umdrehte (ich arbeitete mit einer Gruppe von elf Personen), stellte ich fest, dass das Schwarz zwei verschiedene Tönungen hatte – eine präzise Bildbetrachtung.
Ich sprach Richard darauf an, und er bestätigte mir, dass er sich nicht sicher gewesen war, ob der Horizont nicht doch höher hinauf sollte, als er ihn zuerst gemalt hatte – ein kurzer Moment des Zweifels an einer unmittelbaren, unbewusst-spontanen Handlung. Auf dem Bild allerdings war dieser Bruch klar zu erkennen. Wir betrachteten das Bild, und er entschied sich für den unteren Horizont.

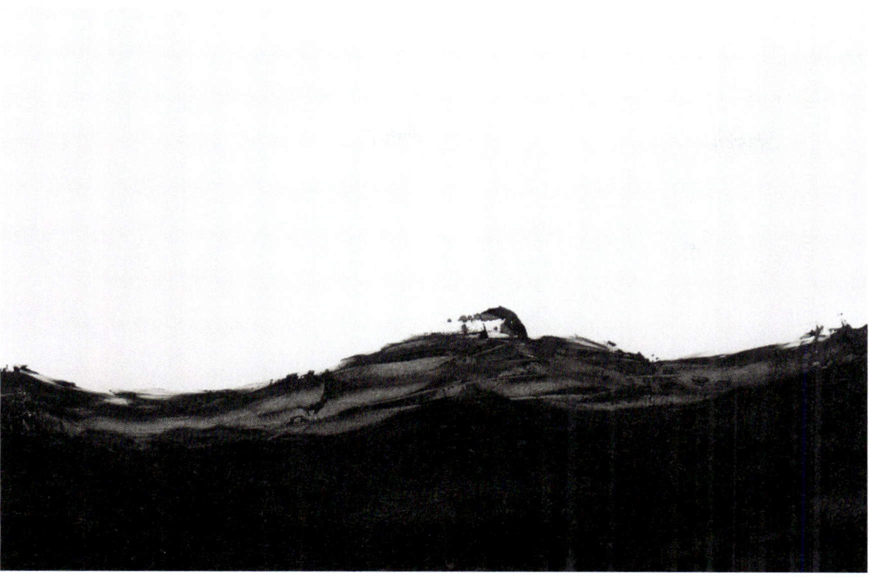

Er kratzte das zu viel gemalte Schwarz mit einem Spachtel weg.
Dann malte er nach dem Horizont mit Rosa.

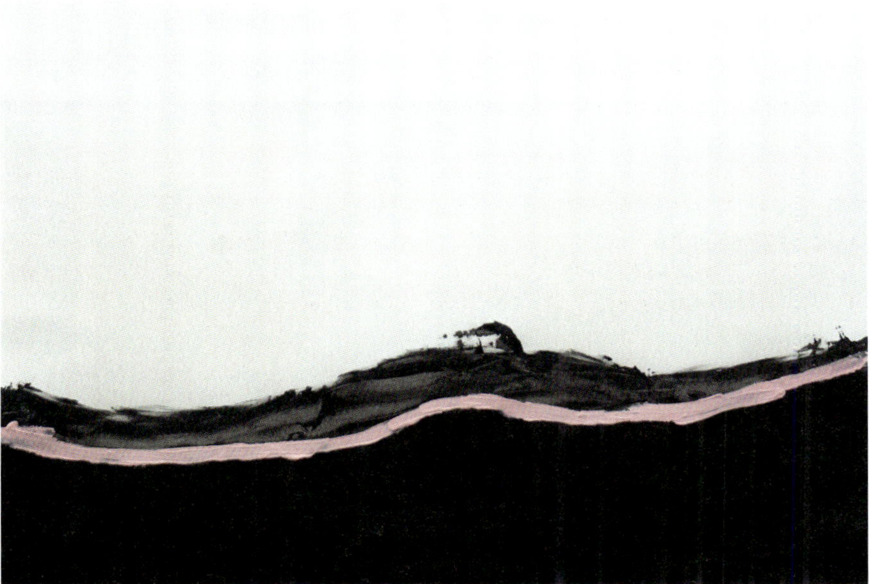

Beim gemeinsamen Betrachten erkannte Richard, dass das Rosa Resultat seiner Hoffnung war, das Bild möge nicht so dunkel werden. Die eigentlich gesehene Farbe war Dunkelrot. Richard konnte das Bild in Ruhe fertig malen.

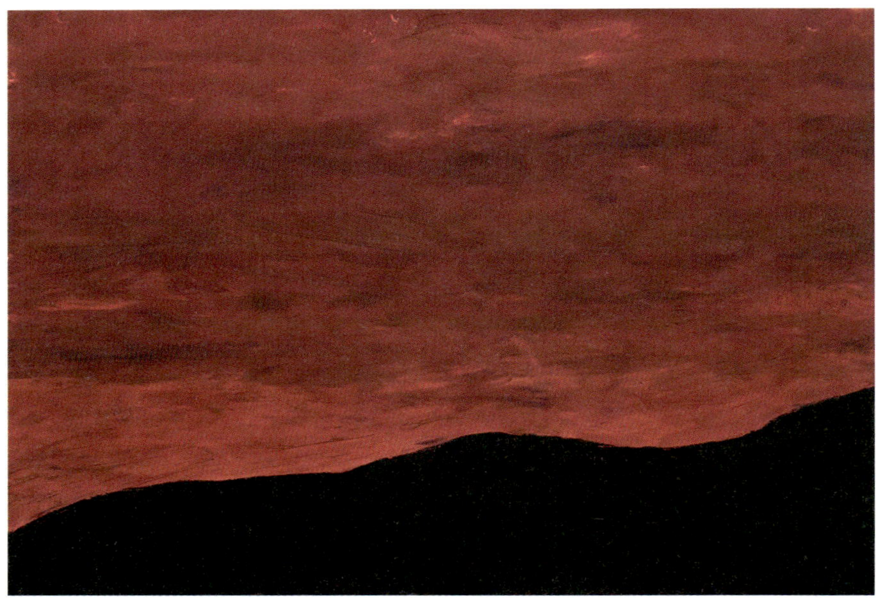

2. Nur nicht so

Monika malte mit Schwarz. Dann hörte sie plötzlich auf, es war eine unbestimmte Form entstanden. Verzweiflung: „Wie soll das weitergehen? Ich weiß eh nichts, ich kann nicht malen."

„Ist dir irgendeine andere Farbe in den Sinn gekommen?"

„Nein."

„Dann male doch mit Schwarz weiter. Wechsle die Farbe erst, wenn dir eine andere Farbe in den Sinn kommt." In diesem Moment hatte die Maltherapeutin keine Ahnung, was auf der Bildebene passierte, sie blieb beim Beobachten.

„Aber ich kann doch nicht einfach so drauflos malen, ohne dass ich weiß, was ich mache!"

„Kennst du das in deinem Alltag, dass du immer wissen musst, was du machst und warum?"

„Ja."

„Möchtest du einmal ausprobieren, einfach weiterzumalen, ohne zu wissen?"

„Ja."

Monika malte weiter. Nach einer Weile fragte die Maltherapeutin, wie es ihr gehe.

„Nicht gut! Das kann doch nicht so weitergehen! Ich weiß immer noch nichts!"

„Das macht Angst."
„Ja."
„Das ist fast nicht zum Aushalten."
„Ja. Mir ist es einfach wichtig, zu wissen, wie es weitergeht."
„Das ist anstrengend."
„Ja."
„Kannst du für heute und bei diesem Bild einmal riskieren, einfach weiterzumalen, ohne zu wissen, was dabei herauskommt?"
„Ja, aber wenn dann nichts herauskommt, wenn das Blatt einfach schwarz wird und nichts Weiteres? Nichts Bedeutendes? Was dann?"
„Kannst du das für heute und bei diesem Bild einmal riskieren?"
„Ja."
Am Schluss war das Bild tatsächlich nur schwarz. Monika war plötzlich sehr überrascht, dass sie derartig entspannt war. Das Bild gefiel ihr.

Vergebung
Hinter jeder Tat liegt Absicht. Keine noch so kleine Kleinigkeit bleibt ohne Folgen. Übermut und Undermut färben Taten und Konsequenzen. Nichts ist überblickbar.

Beim Malen nimmt die Tat Form und Farbe an. Jede Kleinigkeit ist sichtbar. Übermut und Undermut zeigen sich im Bild. Das Ganze ist überblickbar und findet ein Echo im Gefühl. Im Malen lässt sich üben, Absicht, Folgen und den eigenen Einsatz in ihrer Wirkung zu beobachten und daraus zu lernen. Vergebung kann gefunden werden.

Personenorientierte Maltherapie ist Klarsicht.

7 Wohin die Personenorientierte Maltherapie führt

Es ist nicht so, dass wir irgendwann einmal sämtliche Probleme gelöst hätten und uns glücklich und zufrieden durch den Rest des Lebens bewegen könnten. Jeder Tag, jede neue Herausforderung bringt neue Unruhe ins Leben. Ständig sind wir aufgefordert, Dinge neu zu sehen und zu bewerten, neue Perspektiven zu finden. Vieles, was uns belastet, können wir nicht verändern. Die großen Entscheidungen dieser Welt in Politik und Wirtschaft können wir nicht direkt beeinflussen. Aber wir können in unserer unmittelbaren Umgebung beitragen, eine mitfühlende und herzensnahe Atmosphäre zu schaffen. Und diese Atmosphäre beginnt in uns selber, im Aufgeben des Krieges in uns selbst.

Manuel Schoch hat einen Weg von innen nach außen beschrieben. Er geht nicht nur den Weg von der Wut zur Stille, sondern auch jenen, der aus der Stille wieder in die Welt hinaus führt, wieder in die Handlung, ohne auf Trauer, Angst und Wut zurückgreifen zu müssen.

1. Qualitäten

Aus der Stille führt der Weg zuerst zum Ausdruck der Qualitäten. Die Angst, nicht zu gefallen, ist abgeklungen, und die eigene Atmosphäre ist vertraut. Man schämt sich nicht mehr dafür.

2. Einzigartigkeit

Auf dieser Basis kann die Einsicht in die eigene Einzigartigkeit entstehen – Einzigartigkeit, die ein inneres und nicht ein äußeres Geschehen ist. Man ist sich der eigenen Einzigartigkeit bewusst und muss sie weder speziell zeigen noch verteidigen.

3. Mitgefühl

Der innere Friede mit dem Ausdruck der eigenen Qualitäten und damit, dass sich die eigene Einzigartigkeit von selbst versteht, führt dazu, dass man andere Menschen in einer neuen Tiefe verstehen kann. Der Schmerz ist nicht mehr persönlich, und wahres Mitgefühl entsteht. Die daraus entstehende Handlung ist bezogen und warmherzig.

4. Charisma

Ohne weiteres Zutun entsteht dann Charisma, dessen man sich selbst nicht bewusst ist. Man wirkt gelassen und heiter und gleichzeitig klar und einsichtig. Ausstrahlung ist die Wirkung, wenn wir den ganzen Prozess durchlaufen haben.

Diesen Weg zu trainieren, ihn zu unterstützen, seine Wirkung gewahr werden zu lassen, ist die Aufgabe der Personenorientierten Maltherapie. Denn vergessen wir nicht, wir nehmen Einfluss darauf, was um uns herum geschieht, so oder so. Einfluss auf unsere Kinder, Freunde, Menschen, die wir täglich sehen, auf Menschen, die uns in der Straßenbahn begegnen. Manchmal lässt sich etwas Mitfühlendes sagen, manchmal genügt ein Lächeln, das von Herzen kommt. Solange wir in Kontakt mit unserer Qualität sind, strahlen wir eine Atmosphäre der Freude aus.

7.2 Alles ist lernen ...

Das Gehirn ist eine Lernmaschine. Eric Kandel beschreibt, wie sich das Gelernte vom Kurzzeitgedächtnis ins Langzeitgedächtnis verschiebt.[21] Als Kinder lernen wir ununterbrochen, wir erlernen vom ersten Tag an die Welt. Als kleine Kinder werden wir immer wieder mit Bedingungen konfrontiert, die uns psychischen Schmerz bereiten: Eine Freundin will uns nicht mehr sehen, unsere Eltern streiten, das Zeugnis ist schlecht. Diese Ereignisse mögen aus der Perspektive eines Erwachsenen gesehen nicht sonderlich schwerwiegend sein, aber als Kinder haben wir noch keine Perspektive oder Erfahrung, die uns die Ereignisse in ihrem Schweregrad erkennen lässt. Als Kinder lernen wir, vor dem Schmerz Angst zu haben. Wir beginnen, voraussehbar schmerzliche Ereignisse möglichst zu vermeiden. Wir verhalten uns etwas netter, als wir möchten, wir weichen Konflikten aus, wir geben uns mehr Mühe, als uns gut tut, für Dinge, die uns nicht wirklich interessieren, oder wir wüten und verweigern.

Wenn wir älter werden, wundert sich die Umwelt, warum wir auf eine kleine Begebenheit mit übermäßigen Gefühlen reagieren. Tatsächlich haben wir als Kinder gelernt, Angst zu haben. Ähnliche Situationen, und seien sie noch so geringfügig, lösen diese Angst auf chemischer und physischer Ebene aus. Unser Körper kann nicht unterscheiden zwischen der Angst, die sich lohnt, und der Angst, die sich nicht lohnt. So können längst vergessene Erlebnisse, die durch ähnliche Erlebnisse verstärkt wurden, die wir also durch Übung besser gelernt haben, wahre Gefühlslawinen auslösen, die niemand versteht, oft auch wir selber nicht. Weil wir uns aber an die meisten dieser an sich kleinen Ereignisse nicht mehr erinnern, können wir sie auch nicht direkt bearbeiten.

---

21 Eric Kandel: *Auf der Suche nach dem Gedächtnis.* München: Pantheon-Verlag, 2006.

Unser Verstand will verstehen. Dazu ist er da. So will unser Verstand verstehen, warum wir ärgerlich sind, warum wir in bestimmten Situationen Angst bekommen. Natürlich findet sich immer eine Erklärung: „Ich bin ärgerlich, weil mich mein Chef nicht wertschätzt." Dieser Ärger ist aber im Moment viel stärker als nötig, denn die allgemeine Erinnerung daran, dass die Eltern das auch nie getan haben, und der Rückschluss „Ich werde überhaupt nie geschätzt!" belasten ein zeitnahes Geschehnis enorm. Solche Gedanken lösen wiederum starke Gefühle aus, und es wird immer schlimmer.

7.3 ... und neu lernen

Die gute Nachricht ist, dass das Gehirn darauf aus ist, Neues zu lernen. Es kann alte gelernte Inhalte überschreiben. Die schlechte Nachricht ist, dass Lernen nur durch Übung verstärkt wird: Übung macht den Meister. Wenn wir etwas neu lernen wollen, zum Beispiel auf das Ende einer Freundschaft nur kurz heftig, dann aber mit gelassenen Gefühlen zu reagieren, müssen wir das auch üben.

Thea begann locker zu malen, sie tat es ja auch schon lange. Sie wählte Violett und überließ es der Hand, eine Form zu finden. Aber oha! Es entstand eine kleine Form, die einem kleinen Dinosaurier glich.

Das passte nun überhaupt nicht ins Konzept von Thea. Sie wollte ein „tiefes" Bild malen, eines, das sie berührte. Aber einen Dino? Und dazu noch viel zu klein? Alle diese Gedanken kamen aus dem Gefühl der Angst.
Der erste Impuls war, die Form noch weiter mit der gleichen Farbe auszudehnen, damit etwas Neues, Besseres entstehen konnte. Die Maltherapeutin stoppte sie. „Und wenn der Dino bleiben möchte? Was braucht er dann?"
„Eine Umgebung." Thea malte weiter.

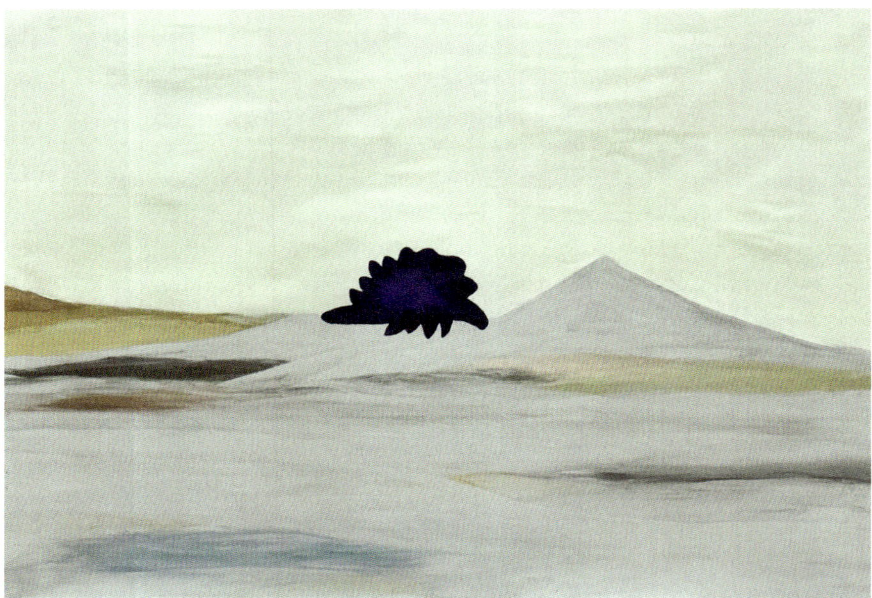

Ist es ihr Lieblingsbild? – Vielleicht nicht. Spielt das eine Rolle? – Nein. Das Bild ist liebevoll gemalt. Es ist ein bisschen merkwürdig, und es ist einzigartig – so wie Bilder sind, in denen das, was wir nicht wissen, Platz bekommen hat und Wirkung entfaltet.

Immer wieder im Leben sind wir aufgerufen, uns einer Veränderung zu stellen, bei jedem Übergang, sei es im Lebensalter, sei es im finanziellen oder sozialen Stand, beruflich oder in der Liebe. Solche Übergänge sind eine Aufforderung, unser Leben zu überdenken, Verpasstes zu vergessen und Neues ins Auge zu fassen. Natürlicherweise ist unser Augenmerk auf unser Verhalten gerichtet, und wir sind oft ungeduldig und harsch in der Beurteilung von uns selber.

„Wir haben gesehen, dass das Gehirn eine Kreativitätsmaschine ist“, sagt Eric Kandel am Ende seines Buches *Das Zeitalter der Erkenntnis*.[22] Wenn die linke Gehirnhälfte bereit ist, die rechte nicht ununterbrochen zu hemmen, ist das Gehirn jederzeit fähig, völlig neue Zusammenhänge zu erkennen, aus seinen Tiefen völlig neue Lösungen zu finden und dadurch inneres Glück zu erleben. Diese Hemmung aufzugeben, macht jedoch Angst, weil wir diese Freiheit nicht gewohnt sind. Wir brauchen ein ungefährliches Trainingsfeld, das uns erlaubt, Angst aushalten zu lernen und dadurch Neues zuzulassen. Personenorientierte Maltherapie ist genau dieses Trainingsfeld.

Das Ziel der Personenorientierten Maltherapie ist, die Belastung der verschiedenen Problemzentren zu senken und Perspektiven zu eröffnen. Wir müssen uns nicht darum kümmern, welche Perspektiven das sind. Das Schöne ist, dass diese Perspektiven überraschend sind und wirklich neue Möglichkeiten anbieten, an die man vorher nicht gedacht hat.

Unser Verhalten ist Ausdruck der inneren Reifung. Wir müssen auf die innere Reifung achten, nicht auf das, was wir tun. Letztlich ist lieben das einzige Ziel im Leben.

Und was ist lieben?

Lieben ist, nichts mehr beeinflussen wollen, nicht im Außen und nicht im Innen. Lieben ist, auf alles mit dem Herzen in Schwingung gehen. Fühlen und Verhalten sind der folgerichtige Ausdruck dieses Geschehens.

Einkehr

Bilder begleiten nicht nur während ihrer Entstehung, sondern auch danach. Die erlebte Innigkeit im Malen überträgt sich auf die Situation, aus der sie entstanden sind und die im Leben meistens weiter andauert. Zwischen der Angst und Bedrückung und dem eigenen Empfinden ist ein Zwischenraum entstanden, der mit Zärtlichkeit erfüllt ist, mit jener liebevollen Zuwendung, die für jede Art von Genesung unerlässlich ist. So entsteht auch die innere Ruhe, die dafür nötig ist, zur wesentlichen Entscheidung zu kommen: Wie weiter? Gilt es zu handeln, oder muss gerade ausgehalten werden? Beide Varianten können nur dann positiv wirksam werden, wenn sie mit Zärtlichkeit ausgefüllt sind.

Personenorientierte Maltherapie ist Zärtlichkeit.

22 Eric Kandel: *Das Zeitalter der Erkenntnis*. München: Siedler, 2012, S. 580.

Anhang: Wie es zur Personenorientierten Maltherapie kam

Der wichtigste persönliche Stamm der Personenorientierten Maltherapie ist Arno Stern. Er war der Lehrer von Bettina Egger, und sie erfuhr über ihn die Kraft des gemalten Bildes und die Wichtigkeit des geschützten Malateliers. Die Inhalte der Bilder werden weder auf psychologischer noch auf künstlerischer Ebene interpretiert.

1965 gründete Bettina Egger ihr Malatelier für Kinder in Zürich. Zu den ersten zehn Jahren, in denen sie ausschließlich mit Kindern malte, sagt sie: „Eigentlich habe ich mit den Kindern malen gespielt, und meine Absicht war, ihnen ihre Kreativität zugänglich zu machen.“ Dieses Malenspielen führte zu neuem, positivem Verhalten der Kinder, und sie arbeitete zunehmend mit den kinderpsychiatrischen und ärztlichen Stellen in Zürich, mit der Invalidenversicherung und an einer Klinik in Zürich mit zerebral gelähmten Kindern zusammen. Über die Jahre waren es etwa 800 Kinder, die zum Teil über viele Jahre das Malatelier besuchten. Diese Erfahrung war gefragt. Bettina Egger erteilte viele Fortbildungskurse für Kindergärtnerinnen und Lehrer und Lehrerinnen in der ganzen Deutschschweiz und im Ausland und unterrichtete fünf Jahre am Heilpädagogischen Seminar Zürich.

Als sich immer mehr Erwachsene für das Malen und für den Beruf interessierten, begann für Bettina Egger die spannende Zeit des Malens mit Erwachsenen. „Ich musste erkennen, dass Erwachsene nicht Malen spielen wollten“, sagt sie, und eine lange Zeit der Ausbildungen, des Lernens folgte. In dieser Zeit begannen die Ausbildungen in Kunsttherapie zusammen mit Esther Hofmann; später gründete Bettina Egger das Institut für Humanistische Kunsttherapie IHK mit Robert Wirz. Im Jahr 2009 übernahm Urs Hartmann das IHK.

1978 reiste die Familie Egger für neun Jahre nach New York. In dieser Zeit absolvierte Bettina Egger eine Ausbildung zur Gestalt-Psychotherapeutin und promovierte in Psychologie. Zurück in Zürich begann ein intensives berufspolitisches Engagement, indem sie in einer Gruppe professioneller Kunsttherapeutinnen und -therapeuten daran mitarbeitete, dass dieser Beruf zu einem staatlich anerkannten Beruf wurde. In dieser Zeit entwickelte sie zusammen mit

Jörg Merz eine zweite kunsttherapeutische Methode, das Lösungsorientierte Malen – LOM®.[23]

Einschneidendes Lernen begann mit Manuel Schoch, dem Psychotherapeuten, der die Methode „Time Therapie“ entwickelt hatte. Bei ihm lernte sie meinungsfreies Beobachten, das Anerkennen von Gefühlen, ohne auf sie zu reagieren, und das klare Denken. Diese Erfahrung prägt noch heute ihre Haltung im Begleiten von maltherapeutischen Prozessen.

Urs Hartmann fand über die Kunst zur Kunsttherapie. Er begann sich während eines Austauschjahres in Detroit intensiv mit der Fotografie zu beschäftigen. Danach widmete er sich immer stärker der Malerei. 1985 fand er über Lissy Funk zur Stickerei. 1990 lernte er Bettina Egger und ihre Arbeit kennen.

1991 bis 1995 studierte Urs Hartmann Kunst an der Hochschule der Künste in Zürich und besuchte gleichzeitig die Ausbildung zum Kunsttherapeuten am Institut für Humanistische Kunsttherapie IHK. Künstlerisch beschäftigte er sich anschließend wieder verstärkt mit der Malerei und in Zusammenarbeit mit Markus Wetzel mit installativen, performativen, medienübergreifenden Formen der Kunst.

Neben der eigenen künstlerischen Arbeit begleitet er seit 1992 Menschen kunsttherapeutisch. Er unterrichtete zehn Jahre lang an der Schule für Ergotherapie in Zürich Werken und bildnerisches Gestalten und führte die Studierenden in die Personenorientierte Maltherapie ein, die sich damals noch „Begleitetes Malen“ nannte.

2009 übernahm er von Bettina Egger das IHK, welches seit 2015 ein von der OdA ARTECURA[24] anerkanntes Ausbildungsinstitut ist. Damit erfüllen die Abschlüsse des IHK die Bedingungen für die Zulassung zur eidgenössisch anerkannten Höheren Fachprüfung für Kunsttherapie.

Mit Bettina Egger zusammen hat Urs Hartmann die Struktur der Personenorientierten Maltherapie ausgearbeitet und in die Praxis umgesetzt.

---

23 Bettina Egger & Jörg Merz: Lösungsorientierte Maltherapie. Bern: Verlag Hans Huber, 2013.

24 Organisation der Arbeitswelt ARTECURA / Organisation du monde du travail ARTECURA / Organizzazione del mondo del lavoro ARTECURA – der Dachverband der Schweizer Berufsverbände für Therapien mit künstlerischen Medien.

Dank

Unser Dank geht in erster Linie an alle Malenden, Kinder und Erwachsenen, die sich uns über die vielen Jahre mit ihren Bildern und Anliegen anvertraut haben. Ohne euch gäbe es diese Methode und dieses Buch nicht. Ihr habt uns alles gelehrt, was wir heute wissen und was wir als Grundlage für unsere Arbeit zur Verfügung haben und weitergeben können.

Ganz besonders danken wir den Malenden, die uns ihre Bilder und Geschichten für dieses Buch zur Verfügung gestellt haben.

Wir danken auch Linka Fingerhut, die als Kind bei Bettina gemalt hat und aus dieser ganz eigenen Erfahrung und mit ihrem professionellen Auge als Journalistin die Erste war, die das Manuskript gelesen und uns wichtige Anregungen gegeben hat.

Frau Schönfeldt hat das Buch lektoriert. Ihre präzisen Kommentare und Korrekturen haben dieses Buch zu einem Lesevergnügen gemacht.

Unseren Familien danken wir von Herzen für ihre unermüdliche Ermutigung und aktive Unterstützung.

Herzlichen Dank an alle.

Literatur

Birbaumer N. (2014). *Dein Gehirn weiß mehr, als du denkst*. Berlin: Ullstein.

Ciompi L. & Endert E. (2011). *Gefühle machen Geschichte*. Göttingen: Vandenhoeck & Ruprecht.

Eagleman D. (2015). *The Brain*. New York: Pantheon Books.

Eckert J., Biermann-Ratjen E-M., Höger D. (2012). *Gesprächspsychotherapie*, Lehrbuch. Berlin, Heidelberg: Springer.

Egger B. (2001). *Der gemalte Schrei*. Basel: Zytglogge.

Egger B. & Merz J. (2013). *Lösungsorientierte Maltherapie*. Bern: Verlag Hans Huber.

Egger B. (2015). *Urformen des Malens*. Bern: Hogrefe.

Kandel E. (2012). *Das Zeitalter der Erkenntnis*. München: Siedler.

LeDoux J. (2010). *Das Netz der Gefühle*. München: dtv.

Rogers C.: (2015). *Der neue Mensch*. Stuttgart: Klett-Cotta.

Rosen S. (1985). *Die Lehrgeschichten von Milton H. Erickson*. Salzhausen: iskopress.

Schoch M. (2006). *Dein wahres Potenzial*. Aarau: AT Verlag.

Staemmler F-M. & Bock W. (2004). *Ganzheitliche Veränderung in der Gestalttherapie*. Wuppertal: Peter Hammer.

Empfehlung zum Material: Wir verwenden für die Personenorientierte Maltherapie die hochwertigen Gouachefarben von Lascaux Resonance: www.lascaux.ch